REFLEXOLOGÍA

puntos que curan

Conozca los beneficios de esta terapia para aliviar dolores y desequilibrios

Zenn
    Reflexología : puntos que curan . - 1a ed. - Buenos Aires :
Dos Tintas , 2013.

    1. Terapias Alternativas.
CDD 615.882

ÍNDICE

INTRODUCCIÓN

La reflexología es una técnica oriental milenaria, que ayuda a equilibrar el nivel energético corporal, estimulando el propio mecanismo de autocuración del cuerpo. Este método ayuda a activar los poderes curativos de nuestro organismo. Es una forma moderna y a la vez muy antigua de mejorar la calidad de vida.

Es básicamente una técnica benéfica, basada en la estimulación y manejo de puntos específicos (llamados puntos reflejos). Dichos puntos están distribuidos en sitios claves del cuerpo humano: manos, pies, ojos, etc.

La reflexología trabaja estimulando estos puntos específicos en manos y pies, principalmente, como una forma de terapia, para aliviar dolor u otro síntoma en los diferentes órganos del cuerpo.

Es una experiencia relajante, segura, saludable, no es invasora y estimula al organismo en los procesos de curación.

En concreto la reflexología es una forma muy sencilla y práctica de poder restablecer la salud de las personas.

¿Cómo funciona?

El principio es muy sencillo. Para cada órgano importante o zona muscular en el tronco o la cabeza, existe una pequeña área correspondiente en uno o ambos pies. Para localizar y tratar un problema que afecte una determinada parte del cuerpo, simplemente se masajea la zona del pie con la que está conectada.

Una de las teorías que sustentan esta técnica hace responsable al sistema nervioso. Primero, tenemos que entender que todos los órganos de nuestro cuerpo se encuentran conectados con el cerebro y la columna vertebral a través de los nervios, los cuales tienen sus terminaciones en manos y pies.

Entonces, cuando algún órgano de nuestro cuerpo no funciona bien, en las terminaciones nerviosas de los pies que corresponden a esos órganos, se forman pequeños gránulos (es decir, depósitos cristalinos de ácido úrico y calcio), que no permiten que la energía fluya adecuadamente por las terminales.

Al estimular el pie con masaje y presión, los gránulos se sueltan y se desintegran (son reabsorbidos por el torrente sanguíneo y expulsados por la orina). Entonces, todo el nervio y sus órganos relacionados pueden trabajar en buenas condiciones.

Otra teoría similar a la anterior se basa en la existencia de pequeñas conexiones (evidentemente nerviosas y linfáticas) de muchos puntos específicos del cuerpo entre sí. A las áreas en donde se localizan zonas reflejas de cada parte del cuerpo se las conoce con el nombre de "zonas microreflejas".

Entonces, para tratar un problema, por ejemplo, en la vejiga urinaria, la cual tiene pequeñas áreas microreflejas en la palma de las manos, en la planta de los pies, en el pabellón de la oreja, en el cuero cabelludo, en el iris de los ojos, en las uñas y en algunos sitios más, mediante la adecuada estimulación de esos puntos reflejos, la funcionalidad del órgano o estructura que refleja se podrá modificar.

Se cree, también, que las diferencias del potencial eléctrico de varias zonas del cuerpo pueden producir desequilibrios en la salud. La reflexología restituye el equilibrio a este nivel, actuando con los mismos principios de la acupuntura, restaurando el flujo de energía en los diferentes meridianos del cuerpo.

En síntesis, y aunando las teorías ya mencionadas, se puede decir que la reflexología tiene su base en el conocimiento de la localización de una serie de zonas que se manipulan para, mediante una reacción refleja, restaurar las corrientes energéticas linfáticas y sanguíneas y liberar, mediante el masaje, una serie de impulsos eléctricos que activan y vitalizan el tono de los órganos sobre los que tienen influencia.

Las personas que practican la reflexología se han concentrado principalmente en los pies, a pesar de que trabajar los reflejos a lo largo de todo el cuerpo también puede resultar favorable.

La reflexología no utiliza ningún tipo de medicación, simplemente se trata de dar un masaje específico en la zona correspondiente del cuerpo. De esta forma, provoca que la energía del cuerpo fluya por determinados canales, conectando cada órgano y cada glándula con su punto final o punto de presión en los pies, las manos u otra parte del cuerpo.

En la reflexología, los masajes actúan como disparadores de un efecto tranquilizante, que aumenta el flujo sanguíneo y permite obtener un beneficio global para el cuerpo.

Los terapeutas son las personas indicadas para suministrar el tratamiento, ya que ellos son los que conocen los puntos reflexológicos. Por otro lado, son ellos quienes están capacitados para ayudar a predecir enfermedades potenciales, dar terapia preventiva o remitir al paciente a un especialista (en casos de precisar intervenciones quirúrgicas).

Es importante conocer que existen ciertas afecciones en las que la reflexología resulta inapropiada, por ejemplo, diabetes, algunos padecimientos cardíacos, osteoporosis, padecimientos de la tiroides y flebitis (inflamación de las venas). Tampoco es recomendable para mujeres embarazadas y personas que padecen artritis en los pies.

Objetivo de la reflexología

El objetivo de la reflexología es obtener una respuesta saludable de los órganos, sistemas o estructuras, mediante la adecuada estimulación aplicada a sus correspondientes zonas microreflejas; logrando con ello establecer el balance natural de la energía y funcionalidad armónica de todo el organismo.

La reflexología reduce la tensión, activa la circulación sanguínea y linfática y restablece el funcionamiento orgánico y hormonal.

MAPAS
reflexológicos

El profesional en reflexología ejerce presión en puntos específicos de manos y pies, que son la representación de las zonas del organismo que están afectadas en el paciente. La teoría de la "zona" anota la relación entre los órganos y glándulas del cuerpo y las manos y los pies.

Como dijimos anteriormente, el cuerpo está dividido en diez "zonas" que van en sentido longitudinal de la cabeza a los pies.

Estas líneas permiten orientarse, para delimitar las zonas reflejas. Sin embargo, no hay que tomarlas como algo exacto, sino a modo de ayuda.

Si tratamos una afección que se encuentra, por ejemplo, en el lado derecho, debemos aplicar la terapia en ambos pies, no solo en el derecho, ya que se puede dar el caso de que la afección se refleje en el pie contrario. Esto se puede comprobar en la sesión, en las zonas sintomáticas, presionando los dos pies a la vez, para comprobar en cuál se refleja mejor.

Para utilizar de guía, compartimos con el lector puntos básicos para tener en cuenta:

• La mano derecha y el pie derecho corresponden al lado derecho del cuerpo (riñón derecho, hombro derecho, ojo derecho, etc.) y la mano izquierda y el pie izquierdo corresponden al lado izquierdo del cuerpo.

• La planta del pie y la palma de la mano están divididas en zonas horizontales, que el profesional en reflexología considera como la imagen "en espejo" de todo el cuerpo.

• En el dorso del pie se refleja la cara anterior del cuerpo.

• En la planta del pie, se refleja la parte posterior del cuerpo.

• La cabeza y el cuello se reflejan en los dedos de los pies (falanges), especialmente en el dedo gordo.

• El tórax se refleja en la zona del metatarso.

• El abdomen y la pelvis se reflejan en los huesos del tarso.

A continuación, les ofrecemos un mapa reflexológico podálico (de los pies), donde usted podrá localizar los puntos reflejos exactos.

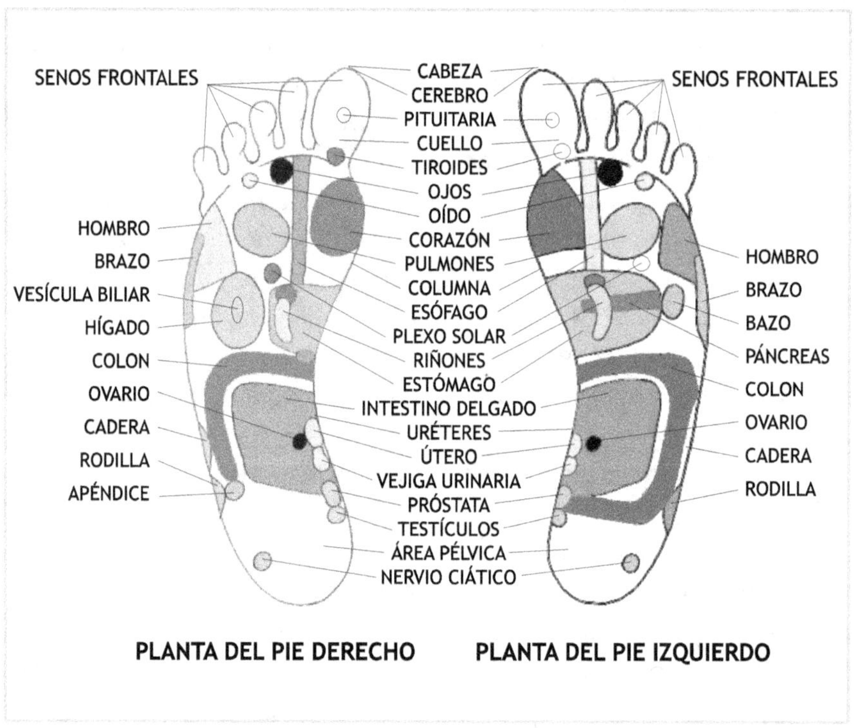

● Zonas reflejadas en el interior del pie izquierdo

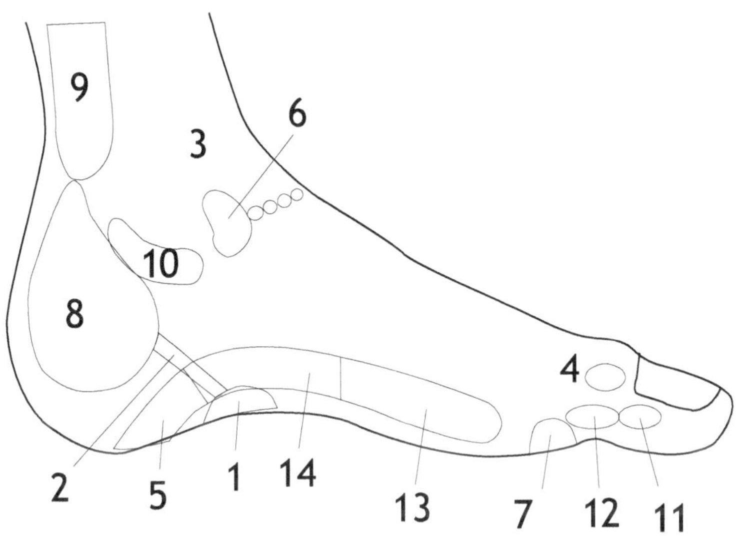

1. Vejiga
2. Pene, vagina
3. Trompa de Falopio
4. Amígdalas
5. Sacro y coxis
6. Glándulas linfáticas, abdomen
7. Paratiroides
8. Útero (matriz) o próstata
9. Recto, hemorroides
10. Articulación de la cadera
11. Nariz
12. Columna cervical
13. Columna dorsal
14. Columna lumbar

● Zonas reflejadas en el exterior del pie

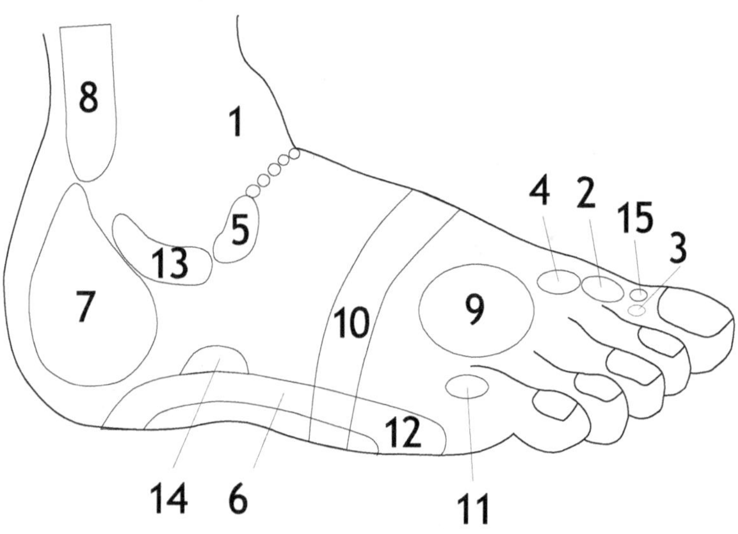

1. Trompa de Falopio
2. Sien, nervio trigemio
3. Laringe tráquea arterial
4. Vías linfáticas superiores y canales lacunares del pecho
5. Glándulas linfáticas, tórax
6. Zona de la ciática
7. Glándulas genitales, ovario y trompa de Falopio, o testículo
8. Alivio de abdomen en caso de dolores menstruales
9. Pecho (senos)
10. Diafragma
11. Centro de equilibrio
12. Hombro
13. Articulación de la cadera
14. Rodilla derecha
15. Amígdalas

● Zonas reflejadas del pie derecho (zona plantar)

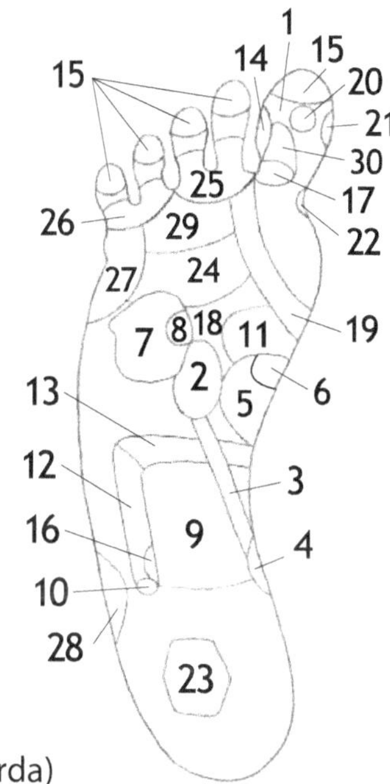

1. Cabeza (cerebro) Hemisferio izquierdo
2. Riñón derecho
3. Uréter derecho
4. Vejiga
5. Duodeno
6. Páncreas
7. Hígado
8. Vesícula biliar
9. Intestino delgado
10. Apéndice vermicular
11. Estómago
12. Colon ascendente
13. Colon transverso
14. Sien izquierda
15. Senos nasales (parte izquierda)
16. Válvula ileocecal
17. Nuca
18. Plexo solar
19. Tiroides
20. Hipófisis o pituitaria
21. Suprarrenal derecha
22. Paratiroides
23. Glándulas genitales derechas (ovario o testículo)
24. Pulmón derecho, bronquios
25. Ojo izquierdo
26. Oreja izquierda
27. Hombro derecho
28. Rodilla derecha
29. Trapecio derecho
30. Tronco cerebral (bulbo raquídeo, cerebelo)

● Zonas reflejadas del pie izquierdo (zona plantar)

1. Cabeza (cerebro) Hemisferio derecho
2. Riñón izquierdo
3. Uréter izquierdo
4. Vejiga
5. Duodeno
6. Páncreas
7. Intestino delgado
8. Estómago
9. Colon transverso
10. Colon descendente
11. Recto
12. Corazón
13. Corazón
14. Sien derecha
15. Senos nasales (parte derecha)
16. Nuca
17. Plexo solar
18. Tiroides
19. Bazo
20. Hipófisis o pituitaria
21. Suprarrenal izquierda
22. Paratiroides

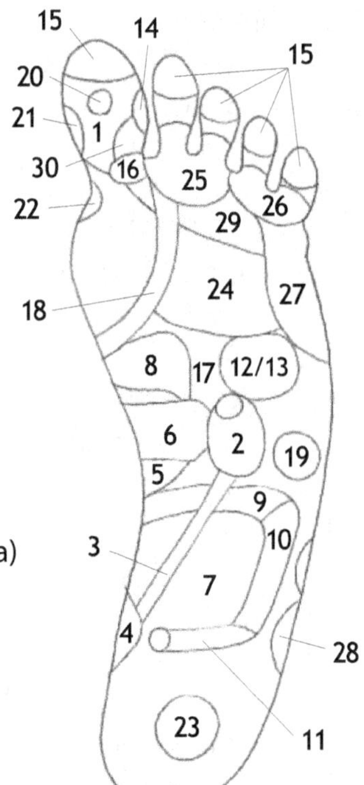

• Principales huesos del pie

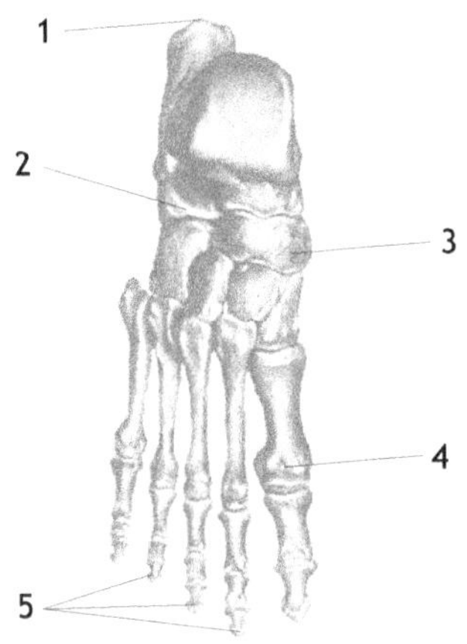

1. Calcáneo
2. Astrágalo
3. Tarsianos
4. Metatarsianos
5. Falanges

Les ofrecemos una reproducción de los huesos del pie, vistos desde el empeine y la planta. Los siete huesos del tarso son los más fuertes, ya que sobre ellos descansa la mayor parte del peso corporal. De los cinco huesos metatarsianos, el del primer dedo es el más fuerte, el del segundo dedo es el más largo y el del quinto dedo el más corto.

Los dedos 2, 3, 4 y 5 están formados por tres falanges (falange proximal, falange media y falange distal; la última se encuentra en el extremo de los dedos). El dedo pulgar está formado únicamente por dos falanges.

CLASIFICACIÓN
de la reflexología

La reflexología moderna ha sido clasificada dependiendo del sitio en donde se estudien o traten las zonas microreflejas.

Las zonas reflejas del cuerpo necesariamente difieren de las encontradas en los pies. Podemos encontrar algunos puntos reflejos a lo largo de todo el cuerpo, que corresponden a diferentes órganos y glándulas. Estos puntos situados a lo largo del cuerpo, en ocasiones, son más difíciles de localizar, lo que dificulta la aplicación correcta del masaje.

Dentro de la reflexología, podemos observar la siguiente clasificación:

• Iridología

Esta forma de reflexología utiliza el conocimiento y la aplicación de las zonas microreflejas en el iris de los ojos, para el diagnóstico de enfermedades.

Dichas zonas microreflejas corresponden a los órganos internos, y mediante la modificación de las estructuras y el color visible del iris es posible obtener información del estado de salud que tiene cada órgano del cuerpo.

Este método es útil solo para fines diagnósticos, ya que al iris del ojo no tenemos acceso, como para producir estimulación alguna desde ese sitio.

● Reflexología podálica

Son las zonas microreflejas de todos los órganos del cuerpo, localizadas en el área de los pies. Este es el método más frecuentemente utilizado y el más popular de la reflexología.

Al hacer referencia a los masajes de la zona del pie, es necesario poder diferenciar en este tipo de acciones bien definidas:

• La rehabilitación de la zona del pie y el tobillo, de dolencias de la zona propiamente dicha.

• La reflexología podal, o aplicación de masaje en determinadas partes del pie, con el fin de aprovechar sus efectos reflejos sobre los distintos órganos o partes del cuerpo.

Las posibilidades que nos brinda la reflexología podálica son de gran importancia, ya que no solo nos permite localizar trastornos orgánicos, sino que mediante la activación de las zonas reflejas de los pies, es posible eliminar la enfermedad.

Sobre este método (reflexología podálica) nos explayaremos en el presente libro.

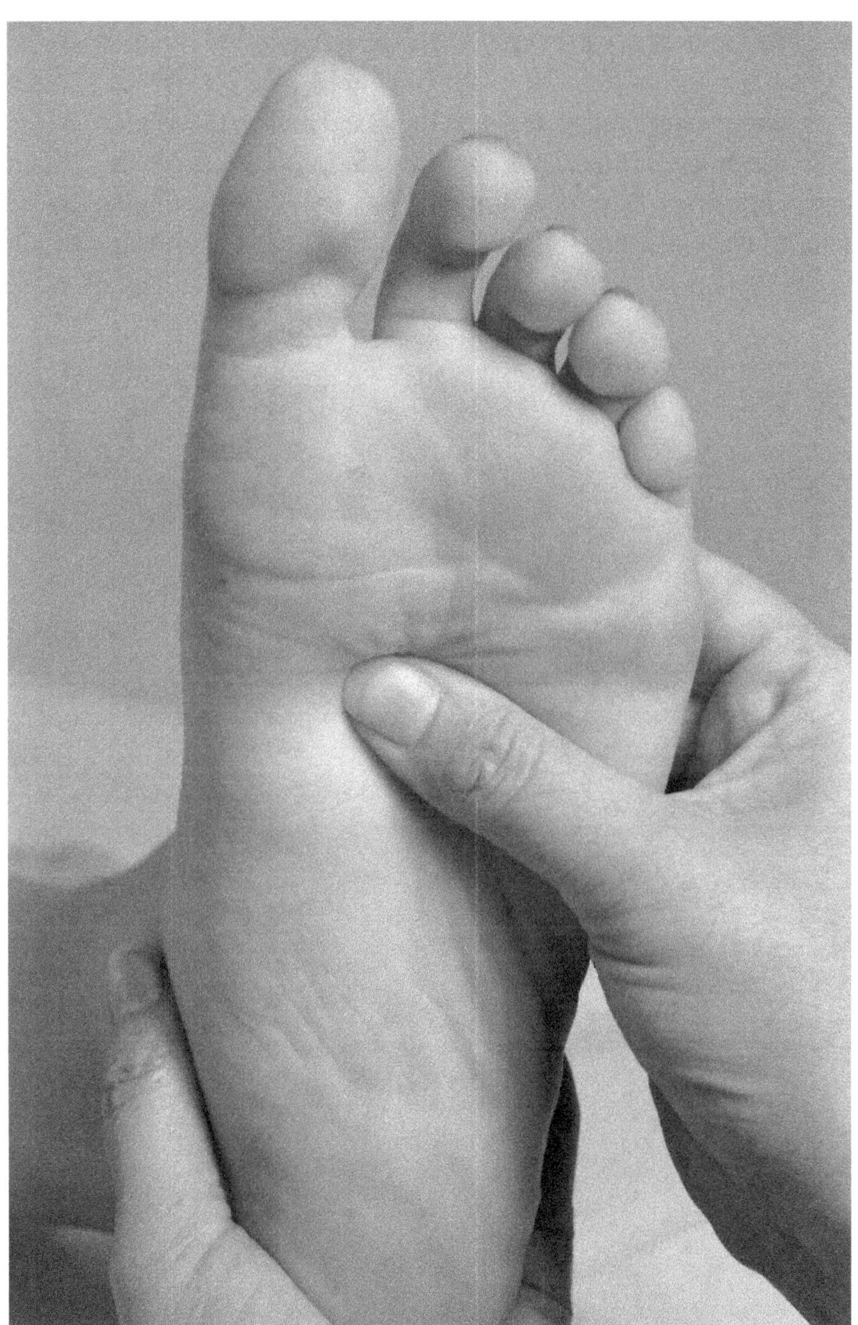

● Reflexología auricular

Es la teoría de la reflexología aplicada al pabellón de las orejas.

Este método es frecuentemente utilizado por los profesionales en acupuntura, sobre todo en tratamientos prolongados en los que las agujas en otros sitios de la piel resultarían muy molestas para cualquier persona con actividad cotidiana.

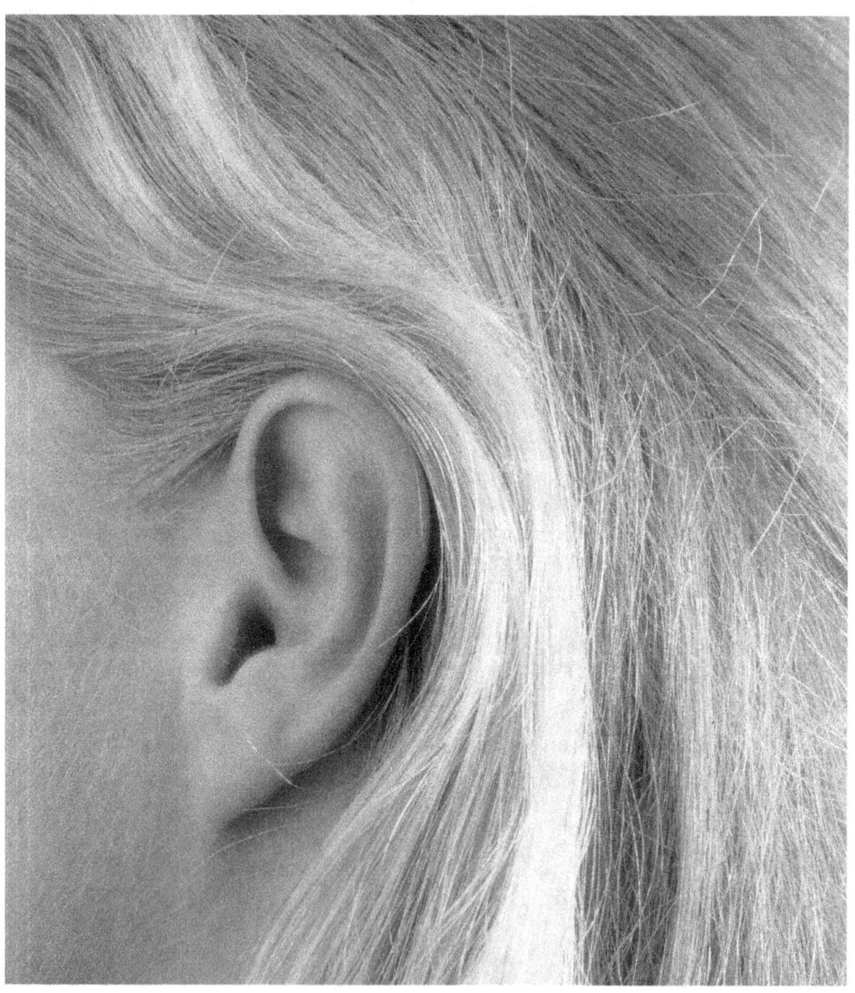

• Reflexología de la mano

En este caso, se trata de todas las zonas microreflejas de todos los órganos del cuerpo, pero en vez de estar localizadas en las zonas de los pies, se encuentran en las palmas de las manos.

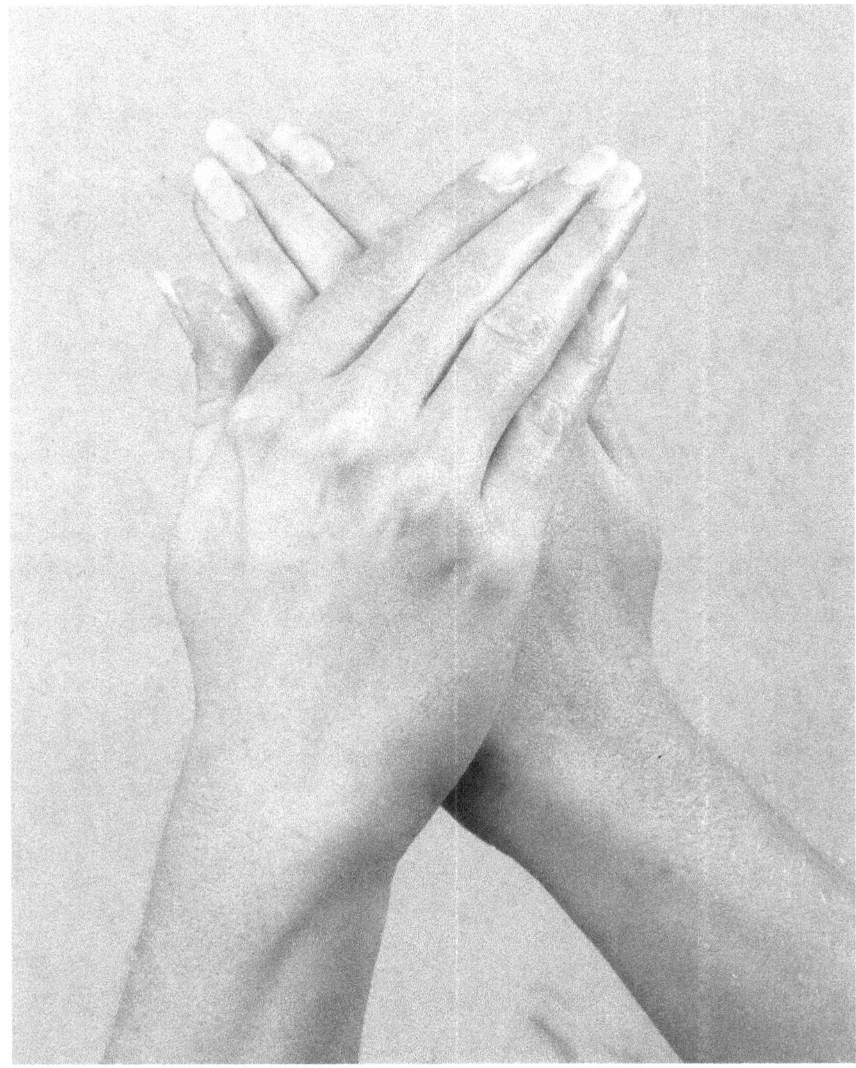

• Reflexología del cuero cabelludo

Este tipo de reflexología no se aplica con frecuencia. Se basa en puntos microreflejos que se hallan ubicados en la zona donde normalmente todo ser humano tiene cabello, en la cabeza. En la misma, existen un gran número de zonas microreflejas de órganos y estructuras corporales internas.

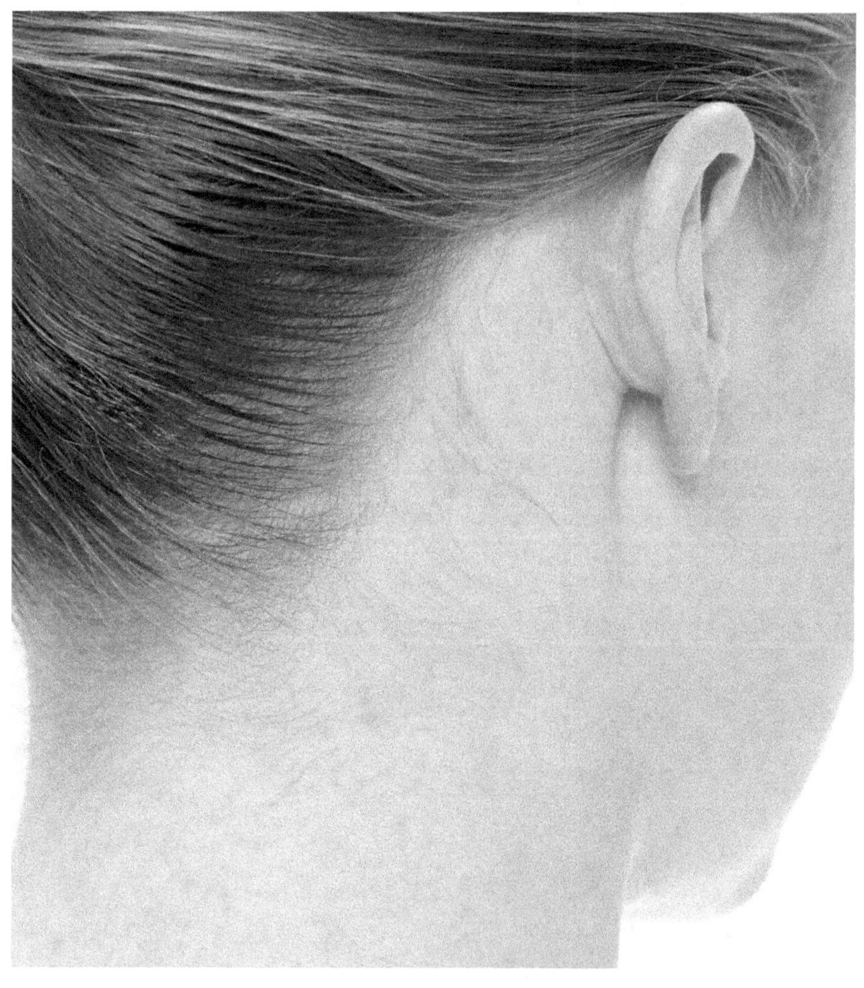

• Reflexología facial

Al igual que en el área de la cabellera, en la cara también se han descubierto una gran cantidad de zonas microreflejas de un número igual de órganos, glándulas y estructuras corporales.

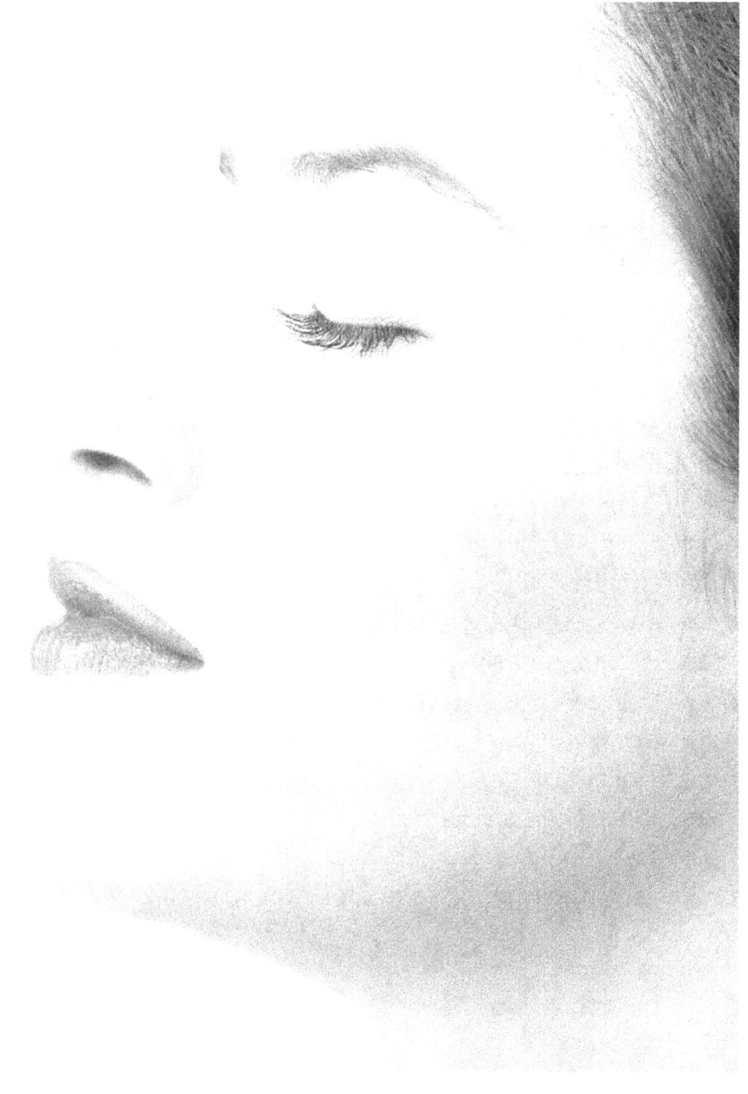

• Reflexología en los dedos y las uñas

Este es un método utilizado en un tipo de medicina oriental llamado Su Jok.

En dicho método se utilizan imanes o vegetales aplicados en áreas específicas, con el fin de conseguir estimulación en zonas microreflejas localizadas en los dedos y las uñas.

• Reflexología del abdomen

Este sistema es muy popular en Japón y Corea, y está basado en el mismo principio de todas las clasificaciones anteriores.

Para trabajar con los reflejos del abdomen, una prueba general consiste en aplicar una presión ligera sobre el ombligo, estando el paciente boca arriba. Esta presión puede aplicarse con el dedo medio o bien con las dos manos. La presencia de un pulso o un latido indica la existencia de un problema en el área. Para combatirlo, se utiliza la misma técnica, manteniendo la presión de 6 a 7 segundos, soltando despacio, manteniendo los dedos en la misma área y masajeando de forma circular.

En caso de ser necesario presionar mucho para encontrar el latido, entonces será necesario que el masaje sea un poco más intenso para poder proveer la estimulación necesaria.

El mismo principio de detección puede ser aplicado en otros puntos reflejos localizados en la región abdominal y la ausencia de latido indica que no existen problemas.

En caso de que el paciente sienta dolor en los puntos, la acción de presionar durante unos segundos provocará un efecto sedativo que lo mitigará.

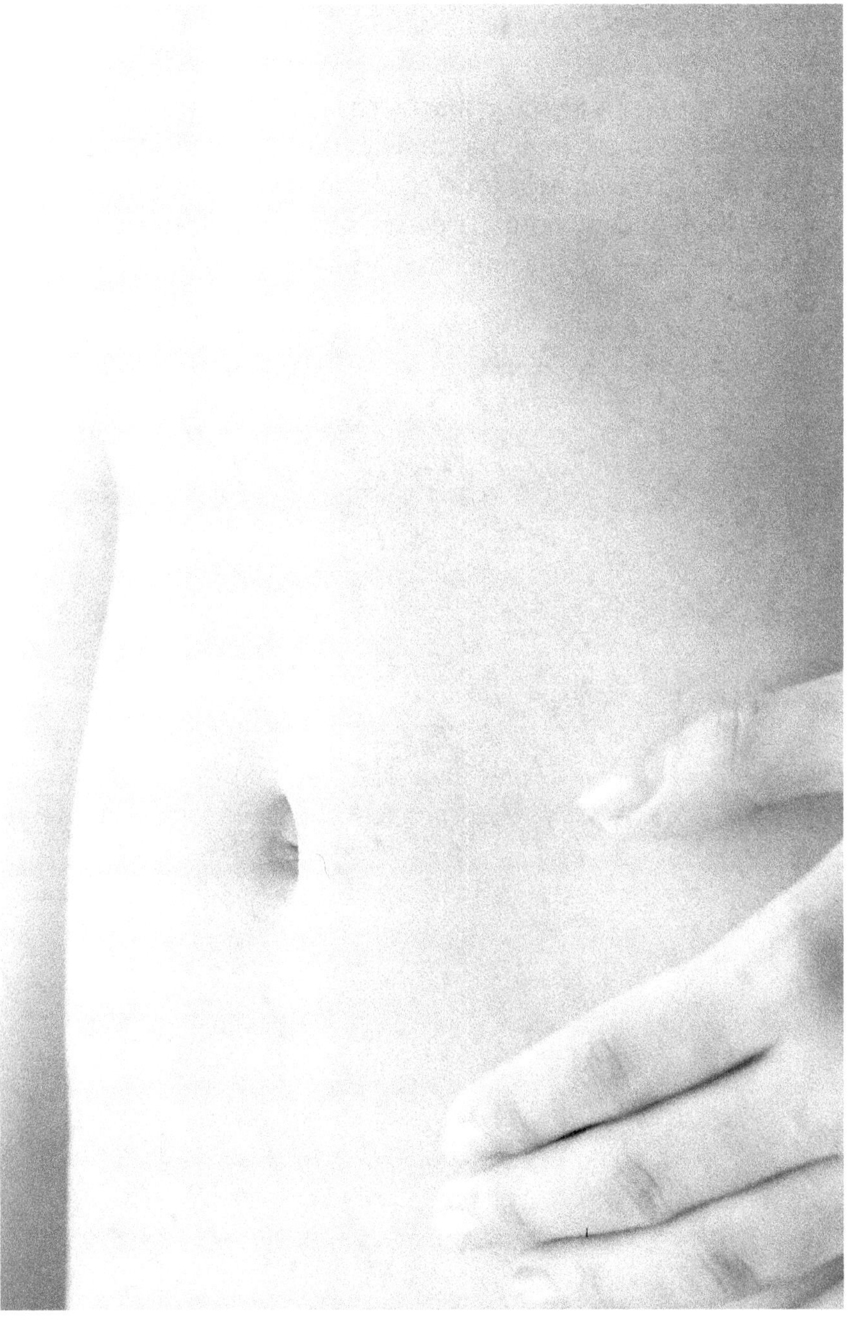

• Reflexología en la piel

Al igual que en los pies y las manos, en la piel de casi todo el cuerpo están localizadas una inmensa cantidad de áreas microreflejas. Estas áreas tienen su mayor aplicación en el sistema de curación de origen oriental, llamado acupuntura. De este sistema se desprenden otros métodos utilizados popularmente, tales como la dígitopuntura o dígitopresión.

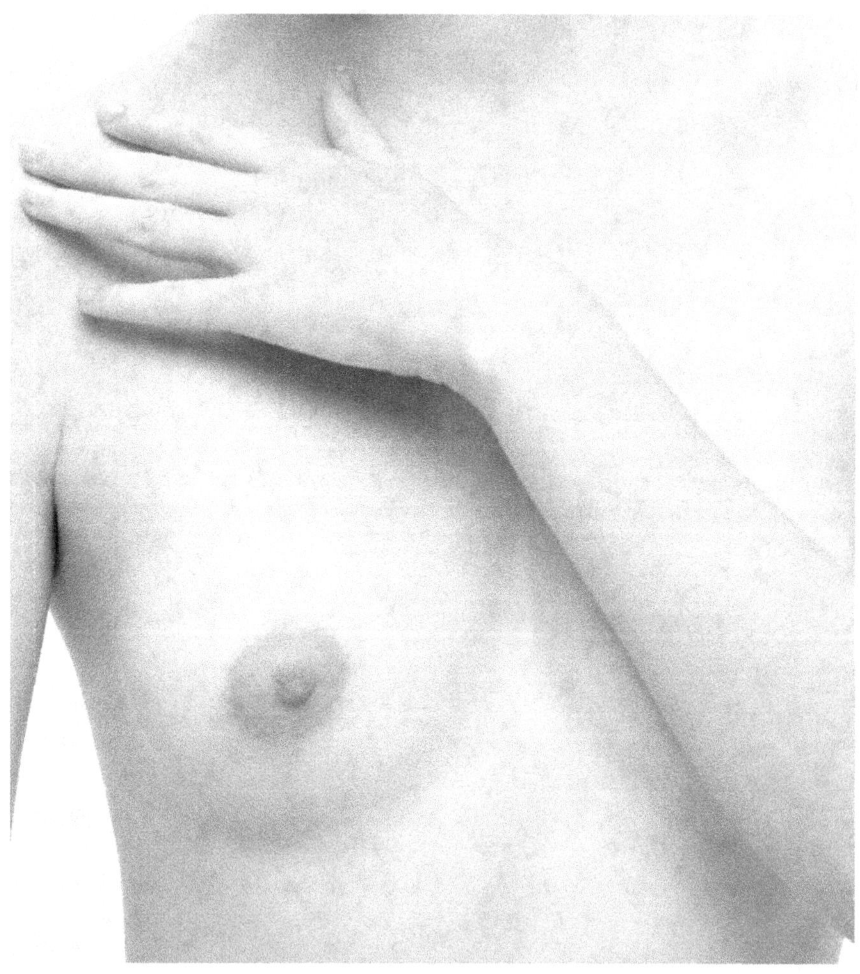

• Reflexología del pecho

Los puntos reflejos localizados en el pecho principalmente están relacionados con órganos del cuerpo. La misma técnica de masaje del abdomen puede ser aplicada a los puntos reflejos del pecho.

Sin embargo, cabe destacar que como la mayoría de estos puntos se encuentran descansando sobre huesos y músculos, la aplicación de una presión profunda no podrá tener la misma intensidad que en el abdomen. Realizar una presión sobre los puntos blandos y seguir con un masaje circular producirá también efectos de alivio.

APLICACIÓN
de la reflexología

¿Cómo se realiza?

Ya hemos mencionado en el capítulo de la "*Historia de la reflexología*", a una masajista colaboradora del Dr. Riley, quien ha sido una de las mayores cultivadoras del masaje zonal. Hablamos de la norteamericana Euníce D. Ingham.

Ella es quien ha sugerido diferentes maniobras y formas de aplicación de los masajes, dentro del método de la reflexología.

La idea es realizar el masaje, mediante presión, con el dedo pulgar sobre el área correspondiente. Con dicho dedo se debe imprimir un movimiento similar al que emplearíamos para desintegrar un terrón de tierra con el pulgar de una mano sobre la palma de la otra.

Principalmente, es muy importante estar atento a la posición tanto del masajeado como del masajista. Ambos deben estar sumamente cómodos para iniciar la sesión y que la misma resulte beneficiosa, y por qué no, placentera.

El movimiento del pulgar (o de otros dedos) sobre la parte masajeada debe ser lento, profundo y circular.

Sin embargo, antes de comenzar con los movimientos puntuales en las zonas reflejas del pie, es conveniente que el masajista se familiarice con cada uno de los pies del paciente, tomándolos entre las manos y manipulándolos durante al menos un minuto.

Paralelamente, el paciente se preparará para la operación, relajándose con dos o tres respiraciones profundas.

Durante el masaje zonal se produce un real intercambio energético entre masajeado y masajista. Por lo tanto, es conveniente que también este último (el masajista) comience la terapia estando relajado, y trate de respirar, mientras dura el masaje, en sintonía con su paciente.

Existen grandes posibilidades de que el masajista se cargue de energía negativa procedente del masajeado. Sin embargo, esto puede evitarse siempre y cuando el profesional esté atento y tome las precauciones necesarias: imaginar que alrededor de los codos brilla una luz blanca y repetirse que esa luz es un escudo suficiente para una protección completa. Si, aún tomando durante el masaje todas las precauciones debidas, se siente cansancio o tensión, para alejarlas basta con realizar dos movimientos decididos con las manos, como si uno quisiera liberarlas de unas gotas de agua.

Por otro lado, el hecho de lavarse las manos después de cada sesión y de mantenerlas cierto tiempo en agua fría contribuye a la relajación del masajista. En otro capítulo, nos explayaremos acerca del mantenimiento del terapeuta.

Duración de las maniobras

La duración del estímulo varía un poco de acuerdo a la resistencia del paciente. Otro factor que la hace variar depende de si la actuación tiene una finalidad meramente relajadora o bien claramente terapéutica. En el primer caso puede durar incluso una hora (media hora con cada pie); en el segundo caso, en las primeras sesiones, es conveniente no excederse de cinco minutos en cada pie. Si abusamos de la duración del masaje, se puede provocar aún más dolor en la zona afectada. Es mejor masajear durante unos minutos una zona, para luego volver a ella más tarde, en el curso de la misma sesión.

La normalización de la zona afectada se reconoce cuando se disminuye el dolor en la zona que corresponde al pie, y mejora el aporte sanguíneo.

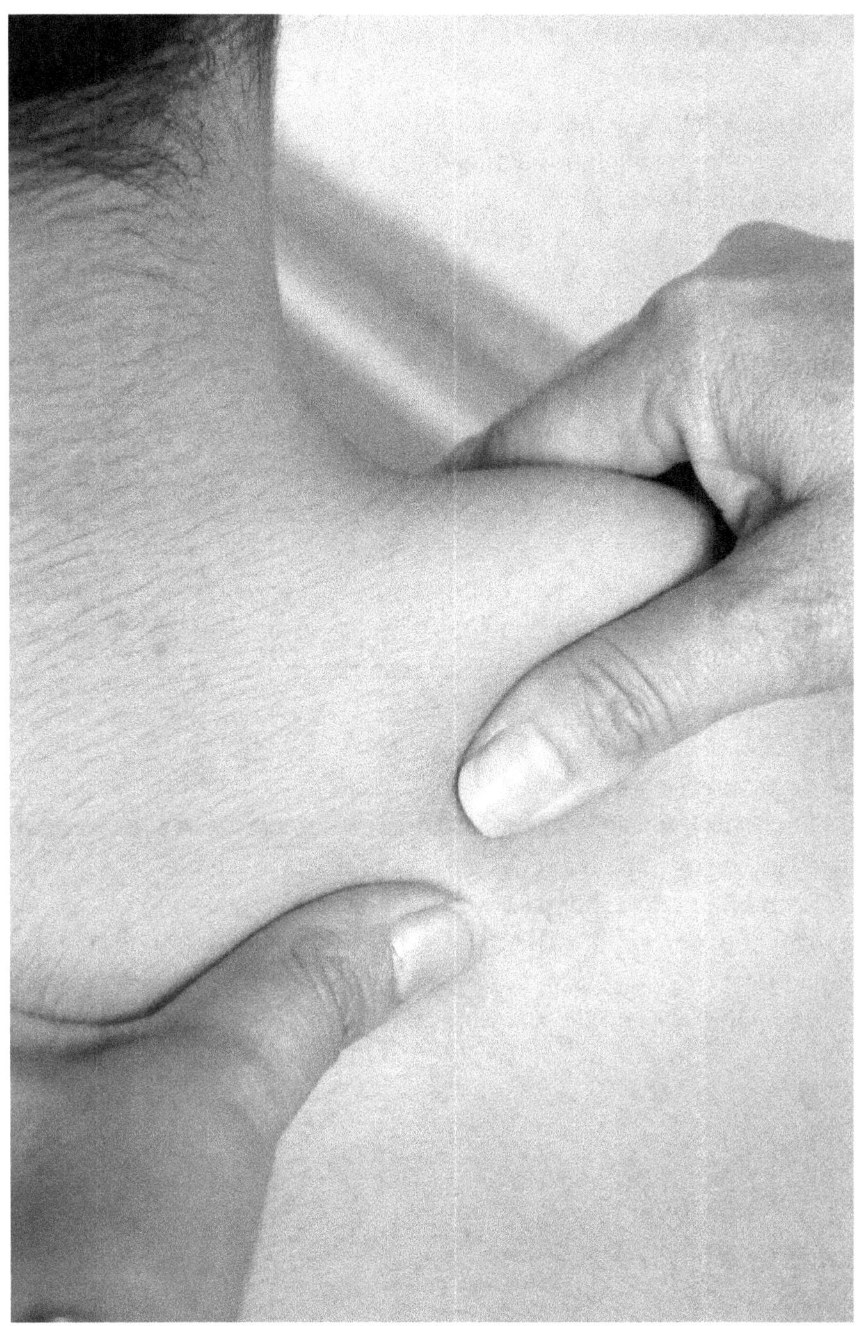

Posibles reacciones al tratamiento

Si los pacientes no manifiestan en forma verbal, o con exclamaciones el dolor, se debe incitarlos a que lo hagan. De esta forma, no traspasaremos el umbral de dosificación.

Durante el masaje son liberadas toxinas, que deben ser eliminadas. Para evitar acumulaciones peligrosas, es conveniente espaciar las sesiones, del mismo modo que se aconseja que cada sesión vaya seguida de maniobras sedantes (ya que el tratamiento suele ser doloroso) y de un corto descanso.

El éxito del tratamiento depende de la habilidad con que se lo lleve a cabo. Principalmente, se pretende lograr reducir la tensión y facilitar el flujo de sangre al área afectada. La reflexología estimula además el flujo de energía fina, que revitaliza así todo el organismo.

A lo largo de las sesiones, pueden aparecer en el paciente determinadas señales que indican que nos hemos excedido en los estímulos y debemos disminuir la presión. Dichas señales pueden ser:

• Palidez en el rostro
• Sudoración en las palmas de las manos
• Sensación de frío

Para revertir los síntomas señalados, se debe proceder a realizar masajes sedativos, con el objetivo de tranquilizar al paciente.

También pueden aparecer otras señales (como necesidad de orinar y defecar con mayor frecuencia, y mayor sudoración), después del tratamiento. Las mismas son indicio de que el cuerpo del paciente está reaccionando, liberando las toxinas.

Uso de las manos

La mejor manera de recibir masaje de reflexología es de las manos de un terapeuta, quien usualmente dará masaje a todos los puntos reflexológicos, concentrándose en las áreas correspondientes a la parte del cuerpo que está afectada. La reflexología también puede dársela uno mismo para dolores de espalda, cabeza, etc. Pero siempre teniendo cuidado de no dar masaje de manera excesiva en un mismo punto, ya que esto puede resultar incómodo.

Dentro de la reflexología, se considera que las manos tienen propiedades eléctricas.

La mano derecha tiene carga positiva, mientras que la izquierda, negativa. La mano derecha tiene efectos estimulantes y fortalecedores y la izquierda tiene efectos sedantes y calmantes.

La parte de atrás de las manos (dorso) tiene la carga opuesta a la de la palma, es decir, la derecha tiene carga negativa y la izquierda es positiva.

Es de suma importancia tener en cuenta los datos citados, ya que cuando se utiliza la reflexología, si el objetivo es revitalizar el cuerpo y restaurar el flujo de energía limitado por un bloqueo, la mano que se debe utilizar para estimular las zonas reflejas es la derecha, haciendo esto más efectivo. Si lo que queremos conseguir es aliviar el dolor, la mano a utilizar es la izquierda.

Lo más importante para quien realiza los masajes es sentirse unificado con sus manos.

De esto depende una buena terapia. Es imprescindible poseer un buen dominio y manejo de las propias manos, ya que ellas constituyen el alma del masaje.

Es importante tener en cuenta las siguientes indicaciones, para quien realiza un masaje por primera vez:

• Se debe aplicar presión, al dar un masaje. Aunque la intensidad de la presión se va descubriendo con la experiencia (ya que puede ir variando según el punto a trabajar), siempre es indispensable aplicar

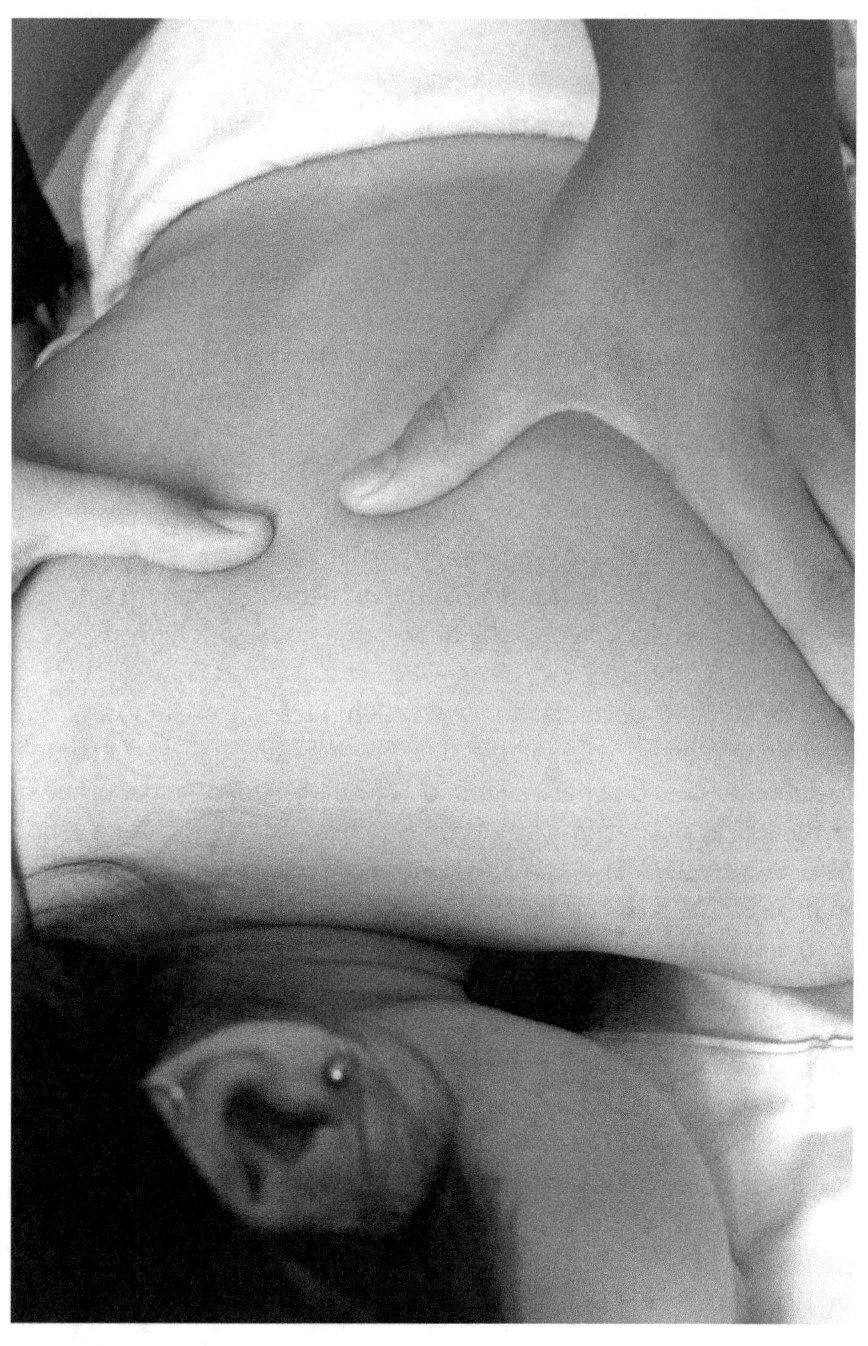

un poco de presión. Si el terapeuta siente que está ejerciéndola con demasiada intensidad, puede preguntarle al paciente cómo le resulta.

• Las manos del terapeuta deben estar siempre relajadas. Al moverlas, aplicando masajes, las mismas deben estar lo más sueltas y flexibles posible. Esto no resulta sencillo de lograr, pero con experiencia, práctica y ejercicios de relajación, se puede conseguir.

• Las manos deben explorar cada zona del pie a tratar. Es necesario que las manos del terapeuta se encuentren siempre investigando (previas a las maniobras específicas de cada tratamiento), para que puedan "escuchar" los tejidos y los huesos. Las manos deben poder palpar los huesos, delinear sus formas, comunicarse con la textura más profunda de los músculos, conocer las articulaciones.

• Se debe usar el propio peso para ejercer presión, no solo el peso de las manos. No es verdad que para brindar un masaje adecuado, se debe ser físicamente fuerte. Si se quiere ejercer mayor presión, no se debe forzar los músculos de los brazos y las muñecas; se puede conseguir apoyando el peso de la parte superior del cuerpo sobre las manos. De esta forma, las manos no adquieren rigidez y pueden moverse fluidamente.

BENEFICIOS
de la reflexología

La reflexología se utiliza en infinidad de casos y resulta especialmente efectiva aliviando dolores (de espalda, cabeza y dientes), en tratamientos de desórdenes digestivos, estrés y tensión, resfriados y gripes, asma, artritis, entre otras.

Por medio de la reflexología es posible, además, predecir enfermedades potenciales y hasta dar terapia preventiva o sugerir la atención de un especialista.

La acción del masaje de reflexología produce un efecto tranquilizante, que aumenta el flujo sanguíneo y permite obtener un beneficio global para el cuerpo.

Es importante saber que la reflexología no debe ser utilizada en condiciones que requieran cirugía.

Como mencionamos en otro capítulo, el masaje de reflexología dispara un efecto tranquilizante, proporcionando alivio a los músculos y a los nervios. La presión que ejerce un dedo sobre un punto determinado (terminación nerviosa) puede crear una sensación en cualquier otra parte del cuerpo, indicando la conexión entre dos puntos.

Esta es la base de la reflexología, en ocasiones puede suceder que el dolor no sea mitigado de inmediato, entonces se debe prolongar el masaje por más tiempo para poder obtener resultados benéficos.

De más está decir que tanto la edad como las condiciones de la persona tratada influyen notablemente en la velocidad de curación. En casos de un trastorno ya antiguo, la sustitución de células débiles y enfermas se logrará por medio de un proceso gradual y más lento.

El masaje zonal resulta beneficioso para personas de todas las edades, desde el niño muy pequeño hasta el anciano. Para el caso de los niños será suficiente con un ligero frotamiento de la planta del pie. Los niños de edad más avanzada requieren un masaje más ligero que los adultos.

Reiteramos que existen ciertas condiciones en las que la reflexología resulta inapropiada, por ejemplo, diabetes, algunos padecimientos cardíacos, osteoporosis y padecimientos de la tiroides. Tampoco es recomendable para mujeres embarazadas o para personas que padecen artritis en los pies.

Ante cualquier duda, es conveniente consultar al médico.

A modo de síntesis, nombramos algunos de los beneficios que se obtienen por medio de la reflexología:

• Reduce el estrés, produciendo una relajación profunda.

• Mejora la circulación sanguínea, facilitando el transporte de oxígeno y nutrientes a las células.

• Ayuda en la limpieza de toxinas e impurezas, contribuyendo a eliminarlas. De esta forma, se evita que pasen a las células.

• Ayuda al equilibrio de los distintos sistemas del organismo. Todos los elementos de nuestro cuerpo contribuyen de forma sinérgica para su buen funcionamiento.

• Elimina bloqueos existentes, revitalizando la energía.

• Estimula el sistema inmunológico, previniendo así la aparición de enfermedades y recaídas.

• Mejora la calidad de vida en procesos crónicos y terminales.

Estrés

Al hablar de estrés, estamos refiriéndonos a toda una serie de situaciones y elementos en nuestra vida que, por una razón u otra, nos producen un desequilibrio.

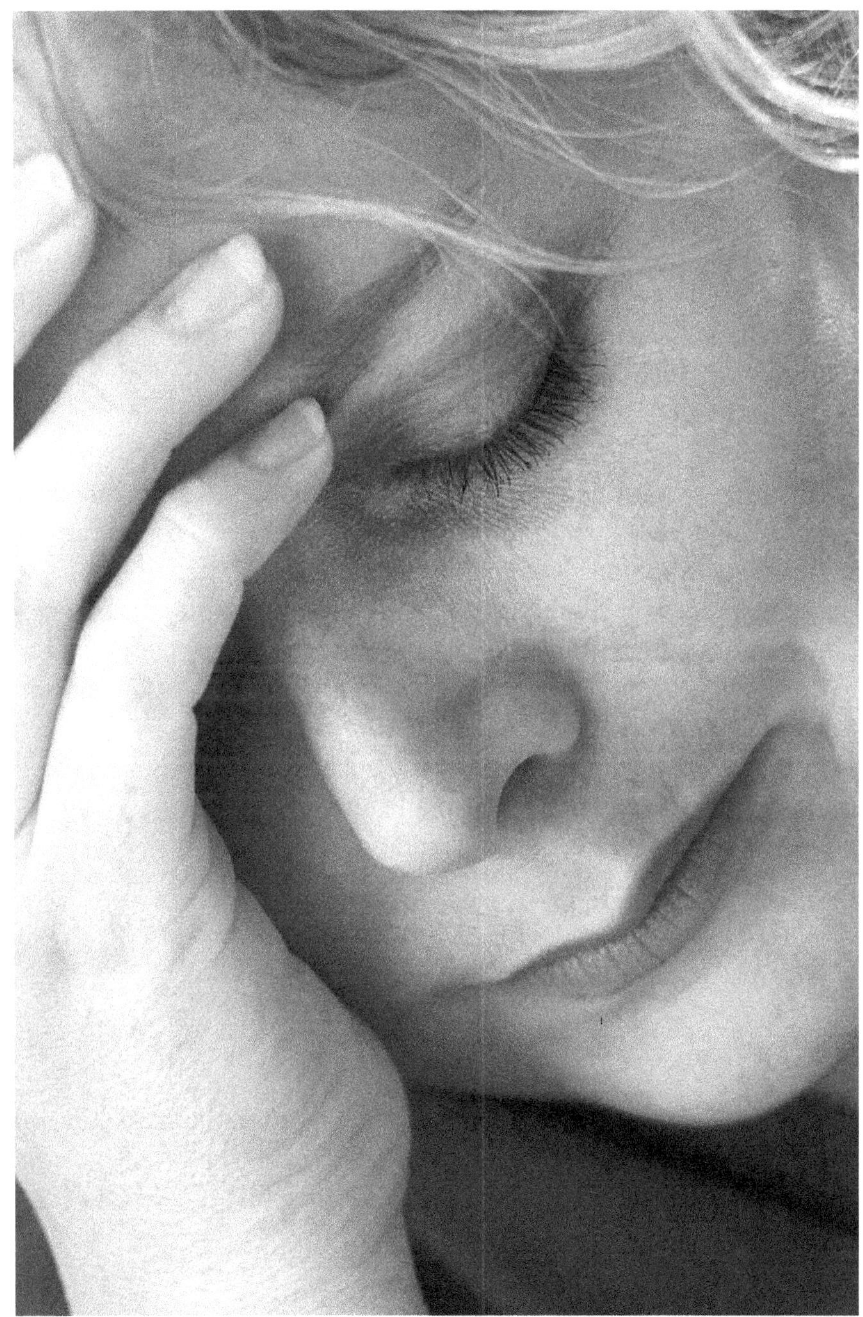

Ya sea que se trate de un estrés de índole laboral, que sufren los trabajadores de diversas profesiones (quienes cargan en sus espaldas con toma de decisiones importantes, cargas excesivas de trabajo, poca satisfacción laboral, ritmo de trabajo acelerado, turnos rotativos, funciones de alto riesgo, etc.), o se trate de un estrés causado por cuestiones o problemas personales (como una separación o divorcio, la pérdida o cambio de empleo, la pérdida de un familiar, una situación difícil como la atención continua a un familiar enfermo u otras muchas causas que pueden provocar estrés), va a influirnos modificando el funcionamiento fisiológico del organismo (la frecuencia cardíaca, la presión arterial, la respiración, la tensión muscular), la actividad neuroendocrina y la inmunológica.

Además el estrés puede llevar a las personas a tener comportamientos poco saludables como fumar, abusar del alcohol o de las drogas. También suele aparecer bulimia, insomnio, anorexia, etc.

Hay que tener en cuenta que nuestro organismo está en condiciones de afrontar perfectamente una situación de estrés en un momento determinado; pero, sin embargo, no lo está para que esa situación estresante se mantenga en el tiempo.

Para terminar decimos que la reflexología alivia los síntomas producidos por el estrés, ayuda a controlarlo, reduce la ansiedad y permite que el organismo recobre el equilibrio perdido.

Niños

En el caso de los niños, como dijimos antes, la terapia se realiza con masajes más ligeros que en los adultos, aplicándose la reflexología para tratar dos tipos de dolencias, las de índole habitual y la hiperactividad.

Dolencias habituales

En muchas de las dolencias habituales en los niños, la reflexología ofrece unos estupendos resultados, puesto que suelen reaccionar rápidamente al tratamiento.

Esto se logra también en dolencias repetitivas, ya que se estimula el sistema inmunológico.

• Se reducen los gases y los cólicos en lactantes.
• Se induce al sueño.
• Se mejoran los problemas respiratorios y de garganta, nariz y oído.
• Se mejoran los problemas digestivos, como vómitos, diarrea, estreñimiento, etc.
• Se favorece el adecuado desarrollo integral del niño (tanto físico como emocional), estimulando los lazos afectivos entre padres e hijos, si son éstos quienes apoyan el tratamiento, bajo la supervisión del reflexólogo.

Hiperactividad

Teniendo en cuenta que hay un número considerable de niños con trastornos por déficit de atención e hiperactividad (TDAH), se puede recurrir a la reflexología, ya que la misma:

• Provoca relajación profunda.
• Estimula a tomar conciencia, conocer y ser responsables del propio cuerpo.
• Favorece la comunicación con el entorno.

UNA SESIÓN
de reflexología

Preparativos

El proceso completo de reflexología consiste en realizar una serie de movimientos calmados y suaves para lograr un estado de relajación.

Pero para que dicho estado se consiga, no es suficiente con la sesión de masajes. Es muy importante acondicionar el lugar, realizar una preparación cuidadosa y crear una atmósfera agradable y adecuada.

Generalmente la reflexología es aplicada en los pies, por lo que el paciente debe despojarse de los zapatos y calcetines o medias, debe adoptar una posición cómoda, ya sea en la cama o en el piso, con la espalda soportada por almohadas, en una habitación tibia y callada.

Lo ideal es que el masajista se instale cómodamente, para poder trabajar con soltura con los pies del paciente. Si el mismo se encuentra sobre una mesa o camilla, lo mejor es que se recueste de espaldas, mientras que el terapeuta se sienta en una silla. También el paciente puede sentarse en una silla y apoyar el pie sobre un taburete bajo, provisto de un almohadón, y el terapeuta puede sentarse o arrodillarse frente a él. O, por último, el paciente puede tumbarse sobre una esterilla con un cojín bajo las rodillas y el pie posado sobre las rodillas del masajista, el cual debe colocarse en una postura que le garantice la mayor comodidad posible.

En cuanto a la habitación donde se llevará a cabo la sesión de masajes, es conveniente que sea un sitio agradable, tranquilo, limpio y aireado. Debe tenerse en cuenta la soledad y el silencio. El paciente entra en un mundo donde el tacto es el único lazo de comunicación con el afuera. Cualquier ruido o agitación pueden resultar extremadamente perturbadores.

La temperatura del ambiente tiene que ser la adecuada, de acuerdo con la época del año. El paciente no debe pasar frío durante la sesión, para poder relajarse y entregarse. Es conveniente tener a mano una manta, ya que la temperatura corporal desciende a medida que el cuerpo se relaja.

Muchas veces, el uso de aceites esenciales hacen que la piel se enfríe con facilidad. Para evitarlo, no es necesario prescindir del uso de dichos aceites, sino calentar el lugar, antes de la sesión.

Lo ideal es mantener una temperatura de aproximadamente 21º C o un poco más. Si no se tiene seguridad de la temperatura, es preferible que esté demasiado templada, a que se encuentre fría.

Con respecto a la luz del ambiente, es conveniente que no caiga sobre el rostro del paciente. Aunque éste tenga los párpados cerrados, la luz sobre sus ojos le obligará a tensionar los músculos situados alrededor de los mismos.

En cuanto a la música ambiental, puede o no estar presente. Hay diferentes corrientes que la sugieren o que la rechazan.

La música ciertamente crea un ambiente agradable, pero hay muchos masajistas que consideran que tiende a canalizar, en otro sentido, las profundas corrientes de comunicación que se experimentan. Es inevitable que la música impregne todo con su atmósfera.

En un capítulo aparte, abordaremos el tema de los aceites esenciales, sus ventajas y formas de aplicación.

Preparativos del masajista

En este punto nos detendremos a hablar de los preparativos del terapeuta, profesional de la reflexología, previos a la sesión, y no de su mantenimiento personal.

Es sumamente importante que el terapeuta sea cuidadoso en extremo de sus manos. Antes de cada sesión, es imprescindible estar atento a ellas y a determinadas características:

• Las uñas deben estar lo suficientemente cortas (lo más posible) para no lastimar a quien reciba el masaje.

• Las manos deben ser lavadas cuidadosamente, antes de cada sesión, ya que cualquier huella de suciedad o de alguna sustancia pegajosa será advertida. De más está decir que resultará una falta de respeto hacia el paciente.

• Se debe controlar la temperatura de las manos, antes de dar el masaje. Si están frías, se las puede frotar con vigor, hasta entibiarlas. Si están sumamente heladas, acercarlas a un calentador o al fuego.

Con respecto a la indumentaria del masajista, lo ideal es que pueda trabajar con ropa amplia y cómoda, que le permita libertad de movimiento. La misma debe ser preferentemente de colores claros.

Si el masajista tiene el pelo largo, lo adecuado es que lo lleve atado, de modo que no caiga sobre sus ojos impidiéndole trabajar con comodidad.

Es ideal tener un vaso de agua fresca o de jugos frutales, en el lugar de trabajo. Muchas veces, tanto el masajista como el paciente sienten deseos de beber, provocados por la sesión de masajes.

Preparativos del paciente

Hay ciertas normas básicas para quien recibe un masaje. También es importante que las conozca el terapeuta, en caso de tener que informarle a su paciente.

Como dijimos anteriormente, en una sesión de reflexología se realizan masajes en ambos pies. Por lo tanto, no es necesario que el paciente esté suelto de ropas como en una sesión de masajes tradicionales, pero sí debe descalzarse y estar desprovisto de medias o calcetines.

Para estar completamente cómodo y relajado, el paciente debe despojarse de todo cuanto le pese (collares, anteojos, etc.).

Debe ubicarse cómodamente, según le indique el terapeuta. Ya hemos ofrecido varias posibilidades, en párrafos anteriores.

Es necesario que la persona que reciba los masajes se encuentre en una posición tal que le permita tener la cabeza relajada, así como los brazos y los hombros.

Cuando todos los preparativos estén en orden, es ideal que el paciente cierre los ojos y concentre toda su atención en la respiración. De esta forma, logrará ponerse en contacto con todo su cuerpo, pudiendo estar perceptivo ante cada sensación. Se pueden realizar varias respiraciones profundas, intentando tomar un ritmo largo y suave, tanto como sea posible. La idea es que el paciente logre abandonarse, dejando que los pensamientos fluyan, sin detenerse en ellos.

A partir de ese momento, será el terapeuta quien se encargue de continuar con todas las actividades relacionadas a la sesión de reflexología.

Recuerde que sí es importante, a pesar de que conviene no hablar durante la sesión, que el paciente pueda verbalizar cualquier sensación desagradable o de dolor.

Al finalizar la sesión, quien recibió el masaje no debe levantarse de inmediato. Es necesario quedarse un momento relajado, con los ojos cerrados, para luego (cuando se crea conveniente), abrigarse bien los pies y levantarse suavemente.

Comenzando la sesión

Para comenzar una sesión de reflexología, debemos empezar dando un masaje en todo el pie. Lo ideal es trabajar con ambos pies. Posteriormente, y para saber cuál es el punto que debemos trabajar, es importante basarnos en los mapas reflexológicos.

Recordemos que la reflexología es una ayuda para el proceso normal de curación. Comúnmente es aplicada para aliviar trastornos comunes (como dolor de cabeza, dolor de espalda, estrés, entre otros).

No es un masaje de los pies, que produce relajación, sino que utiliza el masaje para relajar los músculos, aplicando luego presión en puntos específicos correspondientes a órganos y sistemas.

Al comenzar una sesión de reflexología, el terapeuta discutirá con el paciente su historia médica y sus síntomas. Entonces procederá a dar masaje y presión a los pies, con especial énfasis en las áreas que correspondan a los síntomas que aquejan a la persona. En general, el punto correspondiente con la dolencia del paciente suele ser más doloroso que el resto del pie.

Cada sesión de reflexología tiene una duración de 30 a 45 minutos, dependiendo de cada caso y del terapeuta. Con cada paciente, se realizan un número diferente de sesiones, dependiendo del caso.

Maniobras

Recuerde que para realizar las maniobras en una sesión de reflexología, es necesario familiarizarse con los puntos reflexológicos (ver mapa reflexológico) y con los huesos del pie y sus ubicaciones (ver mapa huesos del pie).

Antes de explayarnos en las maniobras correspondientes para tratar distintas dolencias del cuerpo, ofrecemos una lista de las dolencias básicas y las zonas microreflejas a tratar.

Cabe aclarar que las prácticas recomendadas no pretenden de ninguna manera sustituir ningún tipo de tratamiento médico.

Se recomienda que todo padecimiento sea atendido en todo caso por el personal profesional sanitario legítimamente calificado.

- **Anemia:** hígado, bazo.
- **Dolores de brazo, hombros y manos:** cuello, hombros, pecho, columna.
- **Artritis:** área afectada, riñones, plexo solar, glándulas endocrinas, sistema linfático.
- **Baja presión sanguínea:** glándulas endocrinas (en especial las adrenales), hígado, bazo y corazón.

- **Alta presión sanguínea:** corazón, plexo solar, glándulas endocrinas (en especial las adrenales), riñones.
- **Síndrome de fatiga crónica:** hipotálamo, sistema digestivo, sistema inmunológico, columna vertebral, glándulas endocrinas.
- **Dolores de oídos:** oídos y cuello.
- **Hemorroides:** área pélvica, plexo solar, colon sigmoides, intestino, columna vertebral, hígado y área del tendón de Aquiles.
- **Congestión nasal y sinusitis:** válvula ileocecal, senos frontales, intestinos.
- **Migraña y dolor de cabeza:** cabeza, cuello, ojos, plexo solar, estómago, vesícula biliar, sistema digestivo y columna vertebral.
- **Problemas menstruales:** ovarios, útero, trompas de Falopio, área pélvica, plexo solar, sistema linfático, columna vertebral y en general glándulas endocrinas.
- **Sobrepeso:** tiroides, plexo solar, sistema digestivo, glándulas endocrinas.
- **Fiebre:** pituitaria.
- **Gripe y catarro:** sistema linfático, cuello, hígado, riñones, sistema inmunológico y senos frontales.
- **Shock:** pituitaria, corazón, glándulas adrenales y plexo solar.
- **Tumores:** sitio del tumor, pituitaria, glándulas endocrinas.

Principios básicos de las maniobras

Para realizar masajes reflexológicos es conveniente utilizar el dedo pulgar. Este es el más adecuado, ya que posee más fuerza y libertad de movimiento, al estar separado del resto de los dedos.

Luego de realizar un diagnóstico, se debe localizar el punto reflejo en el pie, para comenzar a trabajar.

Se inicia la sesión explorando, con suavidad y paciencia, la zona correspondiente. Con la punta del dedo pulgar se recorre, milímetro a milímetro, dicha zona, hasta encontrar el punto doloroso que debe sentirse como un pinchazo. Una vez localizado dicho punto, se trata de alguna de las siguientes maneras:

1. Se mantiene la presión sobre la zona correspondiente, con la punta del dedo.

2. Se desliza la punta del dedo sobre el punto doloroso, como si intentásemos borrarlo.

3. Se realizan pequeños círculos sobre la zona, como si intentáramos disolver un terrón de tierra.

Para finalizar, recordamos que el masajista debe estar completamente atento a las señales que se observen en el paciente. Si este último, de repente, se contrae, o incluso expresa abiertamente su dolor, se debe detener la maniobra.

En estas ocasiones es cuando el masajista debe determinar la zona de dolor y a qué parte del organismo corresponde el área sensible. Es importante informar al paciente acerca de cuál es el órgano que se encuentra enfermo.

Luego, se debe tentar al paciente a que intente soportar un poco el dolor que le produce el masaje, con el fin de continuar realizándolo suavemente para tratar la zona.

Si antes de la sesión, el masajista ya sabe que el paciente sufre de un determinado malestar, debe ir directamente al área correspondiente de la planta del pie, para comenzar allí.

Un tratamiento de reflexología debiera finalizar cuando el paciente ya no siente malestar, o bien cuando el punto reflejo del pie deja de sentir dolor cuando lo masajean.

Maniobras de los pies (sedantes)

Como dijimos anteriormente las técnicas de masaje son muy variadas, pero existe un método simple que consiste en trabajar con el dedo pulgar el masaje, comenzando en el centro de la planta del pie.

En primer lugar, se deben cubrir ambos pies, con algún aceite esencial, mediante masajes de deslizamiento. Luego, se debe localizar el punto del plexo solar y realizar movimientos circulares de modo muy suave durante unos segundos, en el sentido horario y antihorario. Después, continuar con presiones suaves en la misma zona, y presionar y deslizar el dedo pulgar por toda la planta del pie. A continuación, estirar y separar cada dedo del pie, deslizar el dedo pulgar por los espacios entre los metatarsos, y concluir moviendo el pie, con una rotación del tobillo, elongando el empeine y la planta del pie.

Otro método para realizar un masaje sedante del pie consiste en comenzar el masaje trabajando primero el dedo gordo del pie, para después hacerlo en cada uno de los siguientes dedos, para terminar con la planta del pie.

Se pueden utilizar los pulgares de ambas manos, para dar el masaje de manera más firme y obteniendo un mejor efecto.

Maniobras y zonas reflejas

Las maniobras en una sesión de reflexología permiten al terapeuta tratar áreas específicas que corresponden a los síntomas referidos por el paciente. Sin embargo, para el reflexólogo, el paciente se trata como un "todo", un ser íntegro, y recibe la estimulación de muchos puntos para mejorar el flujo total de energía y acelerar su recuperación.

Las maniobras son aplicadas, también, como prevención de las enfermedades y para mejorar la sensación de bienestar general de quien recibe el masaje.

A continuación, ofrecemos al lector las diferentes zonas reflejas y las correspondientes maniobras para tratarlas, así como una breve descripción de distintos órganos del cuerpo y sus posibles dolencias.

Recuerde: las presiones deben ser graduales, el dolor debe ser tolerado por el paciente. A medida que el dolor se debilita, la presión puede aumentar. En las primeras sesiones, las presiones no deben durar más de un minuto, complementándose la sesión con masajes sedativos.

Zonas reflejas de la cabeza, el cuello y los dientes

Los puntos reflejos de la cabeza y el cuello se trabajan en los dedos gordos de los pies, siendo el lugar en donde más se concentran. También se reflejan en los demás dedos.

A diferencia de los demás dedos, los gordos solo tienen dos huesos. En la parte dorsal de los dedos, se refleja la parte frontal de la cabeza y del cuello; mientras que en la parte plantar, se refleja la parte posterior de la cabeza: como por ejemplo, la nuca.

En el resto de los dedos, se reflejan las zonas de los oídos, los ojos, los senos frontales, maxilares y los dientes.

MANIOBRAS

Si se tiene que trabajar sobre la zona dorsal del pie, lo más conveniente es utilizar el dedo índice; mientras que si se tiene que trabajar sobre la zona plantar, se sugiere usar el pulgar.

Para la zona refleja de la frente (ubicada en la uña), se suele utilizar la uña del dedo índice o del pulgar.

Para trabajar la zona que corresponde al cuello, se debe hacer rotar el dedo gordo, sosteniendo la falange próxima, de modo de movilizar bien la articulación interfalángica.

Luego, se debe traccionar estirando suavemente el resto de los dedos, sin sorprenderse si producen crujidos. Esto se debe a una descarga de los huesos.

Las zonas reflejas correspondientes a la dentadura y a la mandíbula abarcan también el tejido del diente, la raíz, la encía y la inervación de ambos maxilares.

La zona refleja correspondiente al maxilar superior se encuentra localizada en las falanges medias de los dedos, mientras que las zonas reflejas del maxilar inferior están en las falanges proximales.

Para tratar estas zonas, se deben utilizar los dedos índice y pulgar, como si fueran una pinza.

Zonas reflejas de la columna vertebral

Los puntos microreflejos correspondientes a la columna vertebral están ubicados a lo largo de los arcos longitudinales de la cara interna de ambos pies.

La columna vertebral se ubica en el centro del cuerpo, y corresponde a la línea nº 1 longitudinal, de acuerdo a W. Fitzgerald.

La columna vertebral está dividida en varias regiones:

• Región cervical: El punto reflejo correspondiente a esta región se encuentra ubicado a lo largo de la falange próxima de cada dedo gordo. El comienzo de la zona cervical se debe ubicar en el huequito que se forma entre la articulación del metatarso y la falange del dedo gordo.

• Región dorsal: El punto reflejo de esta región se localiza a lo largo de la cara interna del primer metatarso de cada pie. Ubicar esta zona partiendo del hueco anteriormente citado, hasta la articulación del metatarso con el tarso.

• Región lumbar: La zona refleja que corresponde a la región lumbar está localizada a lo largo de la cara interna del primer cuneiforme y del escafoides, llegando hasta donde comienza el talón.

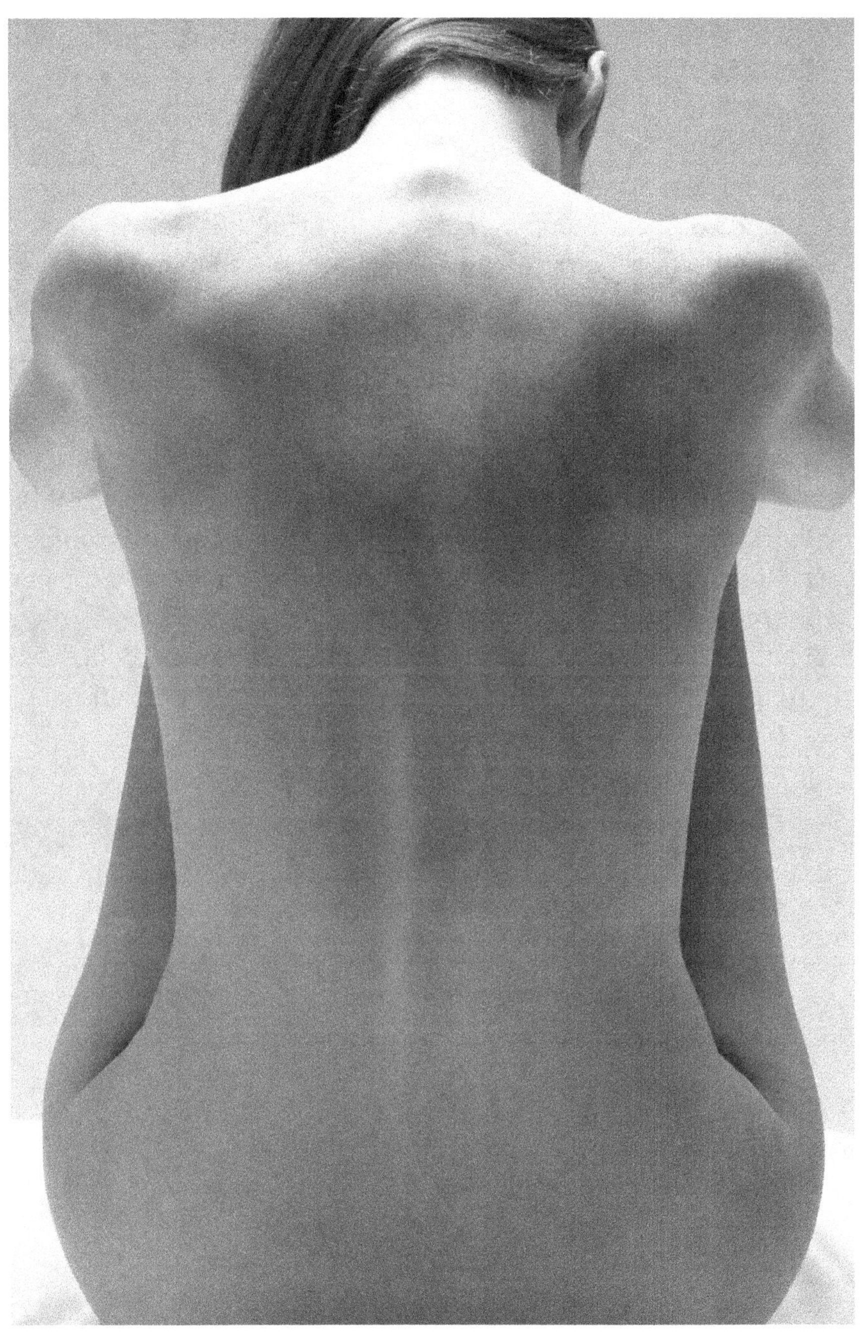

• Hueso sacro: Se localiza entre el escafoides y el astrágalo.
• Coxis: Se ubica al comienzo del calcáneo.

MANIOBRAS

Para empezar a tratar estas zonas, se debe deslizar el dedo pulgar explorando desde el punto del coxis hasta la zona cervical.

No se deben realizar presiones fuertes, así como tampoco deben ser ejercidas sobre los huesos, sino sobre los músculos que los envuelven.

Muchas veces, hay deformaciones en los pies que indican alteraciones en el cuerpo. Luego de muchas observaciones, se puede afirmar que el conocido "juanete" (ahllux valgus), situado en la articulación metatarso falángica del dedo gordo, casi siempre coincide con problemas en la zona cervical, hombros y trastornos en las glándulas tiroides.

Si el terapeuta ya sabe que existen afecciones en la zona lumbar, debe empezar explorándola con cuidado.

Cuando se finaliza el tratamiento en un pie, de inmediato debe realizarse en la zona refleja del otro. Suele ser normal que el dolor disminuya ya que fue tratado en el otro pie.

Zonas reflejas del cuello y la cintura escapular

La cintura escapular está formada por las siguientes estructuras osteoarticulares:

• Clavícula: hueso robusto incurvado en "S".
• Omóplato: hueso plano, formado por dos caras (anterior y posterior) y tres bordes (interno, externo y superior).

• Articulación esternocostoclavicular: formada por el esternón y la clavícula.

• Articulación acromioclavicular: formada por el acromión (tuberosidad que se encuentra en el borde superior del omóplato) y la clavícula.

MANIOBRAS

Los puntos microreflejos correspondientes al cuello y a la cintura escapular se localizan en los arcos transversales del pie, tanto en la parte dorsal como en la plantar.

Al trabajar sobre la zona de la cintura escapular del pie derecho, se trabaja también sobre la zona del hígado y de la vesícula biliar. De igual manera, al trabajar sobre el pie izquierdo, se influye sobre la zona del corazón.

La zona de la cintura escapular en el dorso del pie corresponde también a la zona superior del tórax.

Si el terapeuta quiere lograr reducir el dolor de la musculatura y las vías nerviosas de la cintura escapular, debe trabajar los intersticios entre los huesos metatarsianos.

Existe una relación directa tanto física como mental, entre la rigidez de la cintura escapular y una carga psíquica que la persona debe llevar sobre sus hombros.

La zona microrefleja correspondiente a los hombros puede localizarse con facilidad. Se halla ubicada en la articulación entre el quinto metatarsiano y la falange del dedo chico. Desde ese punto hasta la base del quinto metatarsiano, sobre su borde lateral, se refleja la parte del tórax y la parte superior del brazo.

El esternón se localiza en la superficie dorso-distal del primer metatarsiano.

Las costillas y toda la musculatura del tórax se extienden por toda la zona de los metatarsos. A modo de imagen, y para trabajar con mayor facilidad, se pueden imaginar a los metatarsos como si fueran las costillas.

La zona del cuello se refleja en la cara plantar, sobre la primera falange del dedo gordo y en el resto de los dedos, en la base de la articulación.

El omóplato se refleja en la base del quinto metatarsiano, sobre la cara dorsal, al costado de la articulación del hombro.

Zonas reflejas de la cintura pelviana

La cintura pelviana está formada por cuatro estructuras osteo-articulares:

1. Sacro coxis.
2. Coxales formados por tres huesos: cresta ilíaca, pubis e isquion.
3. Articulación sacroilíaca.
4. Articulación interpubiana.

La cintura pélvica es una formación de huesos y articulaciones, estructurada para recibir y proyectar a los miembros inferiores el peso de todo el cuerpo.

MANIOBRAS

Las zonas microreflejas correspondientes a la pelvis se encuentran en el tarso y en los talones, incluyendo los maléolos internos y externos. La zona de la musculatura de la pelvis se localiza en la región del hueso cuboides.

La articulación interpubiana se localiza en la zona inferior del maléolo interno.

La articulación de la cadera (coxal con fémur) se localiza en la articulación del peroné astrágalo y la tibia.

La zona de la rodilla puede ubicarse sobre el peroné y la tibia, a 5 cm de distancia (aproximadamente) de los maléolos.

Zonas reflejas del sistema urinario

Para tratar las zonas microreflejas del sistema urinario, se sigue la disposición de los órganos que lo componen: se comienza por el riñón, pasando por los uréteres hasta la vejiga.

MANIOBRAS

Los puntos reflejos correspondientes a los riñones se localizan en la base de los metatarsianos 2 y 3, en ambos pies. Cuando se ha localizado la zona de los riñones, se debe deslizar el dedo pulgar en sentido diagonal hacia la base del talón interno (zona refleja del sacro), para localizar la zona refleja de los uréteres.

La vejiga se halla en el centro de la pelvis, por consiguiente la zona microrefleja hay que localizarla bajo el maléolo interno de ambos pies.

Zonas reflejas del sistema respiratorio

Hay diversas dolencias y afecciones relacionadas con el sistema respiratorio. Nos explayaremos sobre las más frecuentes.

Asma: es uno de los mayores problemas respiratorios. Lamentablemente, su incidencia parece estar ascendiendo. El asma es causada por el estrechamiento de los conductos de los pulmones, y suele manifestarse durante la niñez. Muchas veces la causa tiene que ver con la exposición a productos que provocan alergia, a ejercicio o a causas psicosomáticas.

MANIOBRAS

Trabajar algunos puntos reflejos del cuerpo puede ayudar a mejorar las condiciones de las personas asmáticas.

Una de los puntos importantes a trabajar se encuentra en la parte baja del cuello donde se forma una "V" por la unión de las clavículas.

Presionar con el dedo por unos segundos en este punto de forma descendente ayudará a aliviar el ataque.

Existen algunos otros puntos en la espalda, a cada lado de la columna a la altura de los omóplatos, que pueden ser trabajados con los dedos pulgares por una tercera persona, presionando por unos segundos.

Con respecto a las zonas microreflejas de los pies, otros puntos que pueden ser trabajados son las zonas correspondientes al cerebro, las glándulas endocrinas (pineal, pituitaria, timo y tiroides), los pulmones y el sistema circulatorio. Se debe prestar especial atención a los pulmones, que incluyen los bronquios y los alvéolos.

Basándose en los mapas reflexológicos, se debe trabajar el área completa de los pulmones. Esto ayudará a aliviar los síntomas del asma.

Durante un ataque de asma, los pulgares deberán ser posicionados inmediatamente en los puntos reflejos del plexo solar, debiéndose comenzar a trabajar el área, para disminuir el efecto del ataque.

Las glándulas suprarrenales, que se sitúan en la parte superior de cada riñón, son unas glándulas endocrinas muy importantes porque producen hormonas como la adrenalina y la cortisona. La adrenalina controla el nivel de respiración y es utilizada médicamente en tratamientos de asma bronquial, ya que relaja los conductos de los pulmones. Para el tratamiento del asma, resulta muy importante el punto reflejo de las glándulas suprarrenales y éstos se localizan en medio de las plantas de los pies.

Otras afecciones pulmonares (bronquitis, desórdenes pulmonares y enfisema pulmonar: distensión y adelgazamiento del tejido pulmonar).

Todas las afecciones citadas se pueden mejorar, trabajando los mismos puntos reflejos que para el asma: cerebro, glándulas endocrinas, pulmones, diafragma, cuello y hombros, adicionando corazón y sistema circulatorio.

Gripe y resfríos con tos: si trabajamos los puntos que hemos venido mencionando, también podremos ayudar a aliviar las molestias de algunas infecciones del tracto respiratorio, como ser gripe o resfríos con tos.

Para los resfríos también es recomendable trabajar los puntos reflejos de la cara, especialmente aquellos relacionados con la nariz. Sin embargo, sería bueno practicar el masaje incluyendo a la glándula pituitaria (yema del dedo pulgar de las manos) y además trabajar con el dedo índice y el medio contra la yema de los dedos de los pies, para ayudar a aliviar los síntomas.

Zonas reflejas del sistema endocrino

El sistema endocrino está conformado por diversas glándulas. Las mismas segregan hormonas directamente al torrente sanguíneo o al sistema linfático. Las glándulas endocrinas más grandes: páncreas, tiroides, paratiroides, pituitaria, pineal, timo, suprarrenales y gónadas (ovarios y testículos).

Las glándulas endocrinas son de vital importancia, ya que regulan las funciones del cuerpo:

• Pituitaria: esta glándula, conocida como la glándula maestra, tiene la función de controlar el crecimiento, el funcionamiento de las gónadas y de los riñones.

• Pineal: esta glándula controla el ritmo diario natural de nuestro cuerpo.

• Tiroides: regula el metabolismo y el crecimiento.

• Paratiroides: controla el calcio y el fósforo que necesita el organismo.

• Timo: esta glándula es vital para el sistema inmunológico, particularmente en la etapa de la pubertad.

• Suprarrenales: las glándulas suprarrenales controlan el ritmo cardíaco, la respiración y el metabolismo del cuerpo humano.

• Páncreas: controla los niveles de azúcar en la sangre.

• Gónadas: estas glándulas controlan la actividad reproductora.

Al ser el sistema endocrino el mayor responsable de muchas de las funciones del cuerpo, significa que debe corregir cualquier desequilibrio, en forma inmediata, con el fin de restablecer la normalidad.

MANIOBRAS

Para poder equilibrar el sistema endocrino, se pueden tratar varios puntos reflejos.

En primera instancia, se sugiere trabajar sobre el punto reflejo del cerebro, y luego continuar trabajando el punto reflejo de la pituitaria. Esto se debe a que el hipotálamo, situado en la parte de atrás del cerebro, controla las secreciones de la glándula pituitaria. El masaje debe ser aplicado suavemente con los pulgares en forma circular, para después aplicar presión por unos segundos en los puntos reflejos, y posteriormente soltar.

Pituitaria: El desequilibrio de las secreciones de la glándula pituitaria, a menudo causado por un tumor benigno, puede causar acromegalia (crecimiento del tejido blando y del esquelético). Esto produce gigantismo si el desequilibrio se presenta durante la adolescencia y puede causar deficiencias en la actividad de las glándulas suprarrenales, gónadas y tiroides.

Los puntos reflejos del cerebro y de las glándulas endocrinas deben ser trabajados en orden y complementados con los de la circulación, hígado y aparato digestivo. Es recomendable que los puntos sean trabajados en los pies y en las manos. Si se observa que algunos de los puntos trabajados, se encuentra frágil, deberá ser trabajado ocasionalmente, para obtener y mantener el balance necesario para alcanzar la curación.

Pineal: La glándula pineal está situada en la parte media superior del cerebro, y su función todavía no está totalmente especificada; parece estar relacionada con el ritmo diario del cuerpo y en parte con el control de la actividad sexual.

Los puntos reflejos de dicha glándula se encuentran muy cercanos a los de la pituitaria, en los dedos gordos de los pies, en los pulgares, en la nuca y en el labio superior.

Tiroides: La tiroides se encuentra localizada en la base del cuello y está encargada de la producción de dos importantes hormonas: tiroxina y triyodotironina.

Cualquier desequilibrio en la producción de estas dos hormonas trae aparejados diversos padecimientos.

Los puntos reflejos que se deben trabajar cuando existen problemas en la tiroides son los del cerebro, plexo solar, sistemas endocrino y circulatorio.

Trabajar todos los puntos reflejos del cuerpo ayudará a mejorar la condición del paciente.

Paratiroides: Estas glándulas se encuentran localizadas detrás de la tiroides y controlan el uso del calcio y el fósforo por el metabolismo del cuerpo. Cualquier desequilibrio de estos elementos vitales podría producir tétano, o en el otro extremo el calcio puede ser transferido de los huesos a la sangre provocando la debilidad de los huesos y posibles fracturas.

Los puntos reflejos de estas glándulas se encuentran localizados en los mismos puntos de la tiroides. Sin embargo, es necesario que sean trabajados de manera más fuerte, para alcanzar un buen efecto.

Timo: Se encuentra localizado en el cuello y es un colaborador vital para el sistema inmunológico; es más grande en los niños y es muy importante en el desarrollo del sistema inmunológico. Después de la pubertad, se reduce su tamaño y parece que posteriormente vuelve a tener gran actividad.

Los puntos reflejos del timo se localizan en las plantas de los pies, junto a los puntos de los pulmones.

Suprarrenales: Se encuentran situadas en la parte superior de los riñones, están formadas por una médula interna y cubiertas por una corteza. La médula produce adrenalina, la cual incrementa el número de respiraciones, así como su profundidad, elevando el ritmo cardíaco y mejorando el rendimiento muscular. En forma paralela, incrementa la liberación de azúcar por el hígado, llevándolo a la sangre.

La corteza de las glándulas suprarrenales libera hormonas, que controlan el balance de electrolitos en el cuerpo y la cortisona, la cual, entre otras funciones, controla la respuesta ante el estrés, la inflamación y los depósitos de grasa en el cuerpo.

Gónadas: Las gónadas o glándulas sexuales comprenden los ovarios en la mujer y los testículos en el hombre. Los ovarios producen óvulos y también secretan hormonas, principalmente estrógenos y progesterona. De manera similar, los testículos producen espermatozoides y testosterona. Los estrógenos controlan las características secundarias de la mujer, es decir, son los encargados de que se desarrolle el busto, el crecimiento del vello púbico y de los depósitos de grasa. La progesterona es vital durante el embarazo, ya que prepara a la matriz para la implantación del óvulo.

Las zonas microreflejas correspondientes a las glándulas gónadas y a los órganos relacionados con ellas, se encuentran situadas cerca de los tobillos por la parte interna de los pies.

Los puntos reflejos de los ovarios y de los testículos se encuentran en la parte de afuera de los tobillos y en la parte contraria se localizan los puntos para el útero, el pene y la próstata.

Para cualquier desequilibrio de estos órganos, también se recomienda trabajar los puntos reflejos del cerebro, las glándulas endocrinas, el sistema circulatorio y el hígado.

Páncreas: Es una glándula muy importante que tiene dos funciones: endocrina y exocrina.

Dicha glándula se localiza en la parte de atrás del estómago, entre el duodeno y el bazo. Su función exocrina consiste en la secreción de jugos digestivos a través de conductos hacia el intestino, y su función endocrina es vital en el balance del nivel de azúcar en la sangre, a través de la secreción de dos hormonas: la insulina y la glucosa.

Los principales puntos reflejos del páncreas se encuentran en las plantas de los pies, cerca del punto reflejo del estómago.

Se debe trabajar primero el pie izquierdo con el dedo pulgar, y posteriormente el pie derecho. Si se observa que el área se encuentra sensible, se debe trabajar en forma suave, hasta que la sensibilidad desaparezca.

Zonas reflejas del aparato digestivo

El aparato digestivo está compuesto por el tubo digestivo y los órganos de la digestión.

Es una zona que tiene mucha inervación, por lo que se refleja con gran facilidad.

El aparato digestivo comienza por la boca, sigue por el esófago que se comunica con la boca del estómago.

El estómago es un órgano formado por gruesas paredes musculares, dentro de las cuales la comida es reducida a un ácido semilíquido por la acción de los jugos gástricos.

El intestino delgado se divide en tres partes: el duodeno, el yeyuno y el ileón. El intestino delgado selecciona las sustancias nutritivas, absorbiendo las que sirven y descartando las que no.

El intestino grueso tiene como función preponderante reabsorber el exceso de agua de la papilla intestinal, para formar las heces y desechar las nutrientes que no son necesarias. Después de la separación, el desperdicio es transportado al recto y presionado, convirtiéndose en heces fecales.

El colon es la parte principal del intestino grueso, y se divide en cuatro tramos: el colon ascendente, el colon transverso, el colon descendente y el colon sigmoideo.

El tubo digestivo finaliza en el recto y el ano.

Otros órganos del aparato digestivo son el hígado y la vesícula biliar.

El hígado es un órgano vital. Produce bilis, purifica la sangre, actúa como reserva de la sangre y el hierro. Es un órgano impar, ubicado en el costado derecho de la caja torácica.

La vesícula biliar también es un órgano impar, situado en el costado derecho de la caja torácica.

MANIOBRAS

Existen muchas causas por las que una persona puede padecer un trastorno estomacal.

En el caso de trastornos estomacales, se debe tratar el punto reflejo del estómago.

Es importante recordar que alrededor de este punto reflejo podemos encontrar varios relacionados, como el del hígado, el de la vesícula biliar, el de los intestinos y el del colon.

Para activar el punto reflejo del estómago, debemos presionarlo por algunos segundos, y después soltarlo, volviendo a presionarlo tres veces.

Los puntos reflejos correspondientes al estómago se localizan principalmente en la parte interna del pie izquierdo (debajo del monte del dedo gordo). También se refleja en el pie derecho, solo una pequeña parte, en la misma zona. Se deben aplicar masajes en ambos pies.

En el pie izquierdo se refleja la zona del cardias (entrada del estómago) y en el pie derecho se refleja el píloro (salida del estómago).

Adicionalmente a los masajes, es conveniente recomendar al paciente que siga una dieta blanda, libre de productos artificiales y que procure comer en cantidades pequeñas.

El uso de algunas fragancias (aromaterapia) puede ayudar a aliviar más rápido al paciente, sugiriendo el empleo de aceite de menta.

El intestino delgado (duodeno, yeyuno e ileón) se refleja en la planta del pie, por arriba de los talones, enmarcado por el intestino grueso.

La parte principal del intestino grueso, es el colon. Si el sistema digestivo se desequilibra, la comida pasa tan rápido por el colon que no se permite la absorción del agua. De esto resulta una diarrea, la cual puede ser acompañada de dolor.

Como dijimos anteriormente, cuando se debe tratar un trastorno estomacal, debemos tratar todos los puntos reflejos relacionados con el aparato digestivo (es decir, estómago, intestinos, colon e inclusive hígado y riñones).

El intestino grueso se localiza en la planta del pie, bordeando el punto del intestino delgado.

En el primer tramo, el colon ascendente se localiza en el pie derecho, hasta la zona del codo, aproximadamente.

El colon transverso atraviesa la planta del pie, en la línea que corresponde al codo. Se refleja en ambos pies.

El colon descendente se ubica en la zona opuesta del ascendente, en el pie izquierdo.

El colon sigmoideo se refleja a continuación del descendente, atravesando el pie por encima del talón, debajo del intestino delgado. Este es el último tramo del intestino grueso.

Ante un paciente con trastornos de índole estomacal, también resulta favorable estimular el punto reflejo de la tiroides, con el fin de ayudar a regular las funciones del organismo. Para estos casos existe un punto reflejo muy útil que se encuentra aproximadamente 5 cm arriba del ombligo. Se debe presionar dicho punto por unos segundos y soltarlo. Luego, presionar girando alrededor del ombligo (en el sentido de las agujas del reloj) hasta completar un círculo.

Es importante detener la diarrea del paciente lo más pronto posible, a fin de evitar la deshidratación.

Las zonas reflejas correspondientes al recto y al ano se ubican por detrás del tobillo interno.

El hígado, como no posee gran inervación, no se refleja muy bien. Su zona se localiza en el pie derecho, al igual que la vesícula biliar. Este órgano es muy inervado, por lo que se refleja fácilmente.

Ambos órganos se localizan cerca, entre las líneas 3 y 4 de Fitzgerald, siguiendo hasta la altura del monte del dedo gordo. Es necesario, para tratar esta zona, detenerse y explorar, hasta localizarla con exactitud.

Se puede tratar la vesícula, cuando hay presencia de cólicos, cuando hay "vesícula perezosa" (funcionamiento deficiente) y produce digestiones lentas.

La zona estomacal se puede tratar con gran efectividad, en casos de estreñimiento, inflamación intestinal o úlcera péptica.

Zona refleja del corazón y sistema circulatorio

El corazón es un órgano vital que se encuentra situado entre los pulmones, ligeramente ubicado sobre el lado izquierdo, descansando debajo de la 5ª costilla.

En su interior, el corazón se encuentra dividido en cuatro cavidades, dos superiores llamadas aurículas y dos inferiores llamadas ventrículos, comunicados por medio de válvulas. La sangre regresa del cuerpo por las venas y entra en la aurícula derecha que se contrae y fuerza a la sangre a pasar a través de la válvula al ventrículo derecho. De ahí se dirige a los pulmones, donde se oxigena y libera dióxido de carbono antes de entrar a la aurícula y ventrículo izquierdos, y seguir su camino al resto del cuerpo por las arterias.

El corazón posee una poderosa musculatura, abundante en fibras sensitivas y está formado por tres capas:

1. Externa o pericardio
2. Media o miocardio
3. Interna o endocardio

Las zonas microreflejas correspondientes al corazón se encuentran ubicadas en los pies, pero especialmente en el izquierdo, por debajo del monte del dedo gordo, en la parte superior de la zona refleja de las vértebras dorsales, en la planta del pie.

Existe también una zona refleja indirecta, situada en los espacios entre los metatarsos, por debajo de la cintura escapular.

Esta zona se encuentra habitualmente sensible en pacientes con angina de pecho o que hayan sufrido un infarto de miocardio.

En casos de trastornos del ritmo cardíaco, se recomienda preferentemente tratar la zona refleja del plexo solar.

La zona del corazón debe ser siempre tratada con estímulos suaves.

MANIOBRAS

Al utilizar los puntos reflejos del corazón, podemos mantener dicho órgano en buenas condiciones.

Muchas veces, se recurre a un tratamiento que se basa en masajes en los músculos del brazo izquierdo, con movimientos de lado a lado, más que a los puntos reflejos. Es recomendable continuar con un masaje en los músculos del cuello y del pecho, con el propósito de eliminar cualquier tensión.

Adicionalmente a esos ejercicios, se sugiere seguir un régimen alimenticio adecuado, bajo en grasas y colesterol, pero que contenga la suficiente cantidad de vitaminas, principalmente del grupo B, C y E. El ejercicio también es muy importante para mantener el corazón sano y para activar el sistema circulatorio.

Muchos reflexólogos utilizan a menudo una simple prueba, para diagnosticar si existen posibles problemas en el corazón. Dicha prueba consiste en aplicar presión a la yema del dedo pulgar izquierdo, la presión debe ser fuerte; si se siente dolor o molestia en la parte superior, se indica la existencia de una constricción de los vasos sanguíneos y si la molestia es en la parte inferior, se indica que existe congestión en las arterias.

Si la yema del dedo es excesivamente sensible al dolor y no hay ninguna lesión en la mano, existe la posibilidad de sufrir un ataque cardíaco.

La prueba citada puede advertir con anterioridad un padecimiento, permitiéndonos consultar a un especialista a tiempo.

Muchos problemas de la sangre y de circulación pueden beneficiarse con el mismo tipo de masaje. Trabajar en los pies los puntos de las glándulas endocrinas (hipotálamo, pituitaria, pineal, tiroides y paratiroides, timo, suprarrenales, páncreas, ovarios y testículos), así como los del sistema circulatorio, pulmones y sistema linfático.

Posibles dolencias y masajes correspondientes:

• Angina de pecho: consiste en un dolor sofocante y asfixiante en el pecho. Ocurre cuando el suministro de sangre al músculo cardíaco es inadecuado, generalmente se presenta cuando la persona realiza algún tipo de ejercicio y disminuye con descanso. Las arterias pueden estar obstruidas por depósitos de grasa. En este caso es muy importante poner énfasis en los puntos del corazón y circulatorios, así como en los del sistema linfático.

• Arteriosclerosis: las arterias se degeneran y se obstruyen con depósitos de grasa reduciendo el flujo sanguíneo, trayendo como consecuencia presión alta y en algunas ocasiones angina de pecho. En este caso es importante también trabajar el punto reflejo del hígado.

• Hipertensión: comúnmente llamada presión alta. En este caso también se deben trabajar los puntos reflejos de la sangre, circulación, hombros, cuello, y ojos, en combinación con los del sistema digestivo e hígado.

• Taquicardia: palpitaciones irregulares asociadas a emociones fuertes. También se pueden deber a alguna enfermedad o presentarse durante el embarazo. En este caso se deben trabajar particularmente los puntos de los pulmones y el corazón, sin olvidar los del sistema circulatorio.

Algunas condiciones cardíacas son muy graves y requieren hospitalización inmediata, por ejemplo: paro cardíaco, infarto o trombosis coronaria.

• Venas varicosas: son las venas que se distienden e inflaman, generalmente ocurre con las venas superficiales de las piernas. Las causas de su aparición son numerosas e incluyen embarazo, obesidad y tromboflebitis (inflamación de las paredes de las venas). En este caso se deben trabajar los puntos reflejos del sistema circulatorio, piernas e hígado (las venas varicosas nunca deben recibir masaje directamente). Descansar con las piernas en alto beneficiará al paciente.

Zonas reflejas del aparato genital femenino y masculino

Tanto el aparato genital masculino como el femenino están compuestos por varios órganos. Cada uno de ellos tiene una función diferente y se reflejan en distintas zonas.

MANIOBRAS

• Útero: Dentro del útero es donde se gesta el bebé. Desde la planta del pie se tratan diversas afecciones, como ser tumores, inflamaciones, trastornos en la menstruación, etc.

Estas zonas no deben ser tratadas en la mujer embarazada, ya que se puede producir un aborto.

• Trompas de Falopio: El útero está comunicado con los ovarios por medio de las trompas de Falopio. La zona refleja correspondiente a dicho órgano se localiza en la cara interior del tobillo. Esta zona puede encontrarse sensibilizada en casos de inflamación y también en casos de intervenciones quirúrgicas, al quedar restos de tejido inflamado.

• Ovarios: Los ovarios, además de producir óvulos, segregan una serie de hormonas que influyen en el ciclo menstrual. La zona refleja de los ovarios se encuentra en ambos pies, por debajo de los tobillos externos. Esta zona refleja puede sentirse sensible ante trastornos menstruales, inflamaciones o presencia de quistes.

• Vagina: La zona de la vagina se refleja por detrás del tobillo interno, en ambos pies. Esta zona puede encontrarse sensible en casos de inflamación o presencia de flujo vaginal, acompañado de picazón.

• Próstata: La próstata es una pequeña glándula, que se encuentra situada en el cuello de la vejiga y alrededor de la uretra. Produce un líquido, que en el momento de la eyaculación, se une al esperma. La zona refleja de esta glándula se encuentra, al igual que la de la vagina (en el aparato genital femenino), detrás del tobillo interno, en ambos pies.

• Testículos: La zona de los testículos coincide con la de la próstata. No hay demasiada experiencia en el tratamiento reflexológico de los testículos, para poder determinar en qué afecciones se trata esta zona.

Zona refleja del sistema linfático

El sistema al que nos referimos en este punto está compuesto por varios órganos, amígdalas, ganglios, bazo, etc., y por una red de vasos que transportan la linfa.

El sistema linfático tiene el objetivo de proveer al cuerpo de buenas defensas e inmunidad, además de funcionar como vía de desagüe.

La reflexología no es tan eficaz para tratar este sistema, como lo es el masaje circulatorio y el Shiatsu.

MANIOBRAS

Los vasos linfáticos de la cabeza y el cuello se encuentran reflejados en las membranas intersticiales de los dedos; tanto en la superficie plantar como en la dorsal. Para tratar esta zona, se debe presionar con los dedos índice y pulgar a la vez.

Los ganglios inguinales que filtran la linfa de las piernas, el vientre y los glúteos, se reflejan transversalmente en el dorso del pie, entre los maléolos interno y externo, entre la articulación de la cadera y el pubis.

El punto microreflejo correspondiente al bazo se localiza en la base del tercero, cuarto y quinto metatarsiano, en la cara plantar del pie izquierdo.

Los ganglios axilares que filtran la linfa de los brazos, pecho y espalda se reflejan en la zona que corresponde al hombro.

¿QUÉ ES LA
dígitopuntura?

La dígitopuntura es una técnica basada en principios muy similares a la reflexología, por ello incluimos en este texto sus nociones básicas.

Los orígenes de la dígitopuntura se remontan a unos 5000 años cuando los chinos descubrieron que podían aliviar los dolores frotando piedras en distintas áreas del cuerpo.

A partir de esto se fue comprobando que el hecho de estimular algunos puntos del cuerpo mediante la presión ejercida con los dedos podía ser benéfico para curar algunas enfermedades y padecimientos comunes.

Si bien no existen documentos que demuestren la existencia de la dígitopuntura (y su pariente, la acupuntura) en esos tiempos, para el siglo II a.C. aparecen algunos trabajos que mencionan una primera clasificación de puntos que se emplean en estas técnicas de presión.

Con el correr de los siglos la dígitopuntura se fue perfeccionando y ampliando en China. En la actualidad es aplicada y empleada por médicos y especialistas. No se trata de una ciencia aislada y, como vimos, es parte de una filosofía tradicional.

Pero la dígitopuntura ha sido "descubierta" en occidente hace pocas décadas. Sin embargo, no se trata de un invento nuevo ni de una nueva moda.

Cuando hablamos de dígitopuntura –como vimos– nos referimos a una ciencia milenaria proveniente de China donde, por ejemplo, es estudiada e investigada en centros de formación y universidades; y es aplicada en hospitales.

La dígitopuntura se cimenta en los mismos principios que la acupuntura, técnica también de origen chino. En ésta última, los elementos usados para localizar los puntos y regular la energía corporal son las agujas, pero la dígitopuntura es menos invasiva y emplea los dedos para realizar esa función ejerciendo presión sobre puntos específicos, que se ubican en el mismo plano que el usado en la acupuntura.

El masaje chino conocido como dígitopuntura también recibe la denominación de dígitopresión. Sin embargo, hay que hacer una aclaración importante: no debemos confundir dígitopuntura con shiatsu. La primera es la técnica china que venimos describiendo; la segunda, es de origen japonés y, aunque se lleva a cabo mediante una presión digital, son dos cosas distintas.

Si bien al traducir al español el término "shiatsu", también es "presión con los dedos", esta técnica japonesa se dedica a actuar sobre el físico; la dígitopuntura, como dijimos, tiene la finalidad de trabajar sobre la circulación energética. Los chinos consideran que el cuerpo se conforma de dos planos: uno físico y otro energético (Chi) que se interrelacionan. La dígitopuntura se ocupa de restablecer la energía para que un desorden de la misma no produzca la aparición de enfermedades.

Esto quiere decir que la causa de las enfermedades es el desequilibrio de la energía vital (Chi).

Los meridianos

La dígitopuntura (y la acupuntura, como ya hemos mencionado) se basa en la teoría de los 14 meridianos. Cada uno de estos meridianos se encuentra relacionado con los principales órganos del cuerpo. ¿Cómo se demuestra esta afinidad? Fácil, cuando el dígitopuntor presiona nuestra muñeca para aliviar un dolor en el hombro, nos damos cuenta de la existencia de esos canales, que, como expresamos, la filosofía china no se replantea su existencia o explicación, sino que sabe que están y los usa para curarnos.

Los meridianos son como canales por los cuales circula la energía, o Chi que ya hemos descrito. Y una falla en la circulación por ellos puede traer dos consecuencias principales:

• el bloqueo de uno de ellos que se manifiesta con dolores y molestias.

• cuando la energía no circula con normalidad por un canal de Chi, repercute irremediablemente con afecciones al órgano asociado al mismo.

Los 14 meridianos están asociados a los siguientes órganos:

-pulmón   -riñón

-intestino grueso   -pericardio

-estómago   -triple recalentamiento

-bazo   -vesícula biliar

-corazón   -hígado

-intestino delgado   -vaso de la gobernación

-vejiga urinaria   -vaso de la concepción

Como decíamos, esos meridianos son canales por los cuales circula el Chi. Esos canales se conectan en el interior con las vísceras y, en el exterior, con la superficie del cuerpo. La tarea del dígitopuntor es localizar esos puntos para tratar al paciente cuando presenta una enfermedad o para prevenir las dolencias. Es por ello que la dígitopuntura puede practicarse aún estando sanos, pues una de sus principales funciones en prevenir e impedir que se produzca una alteración en esa circulación de energía.

¿Cuál es la ubicación de los meridianos?

Cada uno de ellos tiene una ubicación y un camino propio. A grandes rasgos podemos decir que se distribuyen así:

• Hay 12 meridianos simétricos que se distribuyen de igual manera en ambos lados del cuerpo: En el tronco, 3 canales circulan desde las manos hasta la cabeza y 3 desde el tórax hacia las manos. En los miembros inferiores hay 3 meridianos que circulan desde los pies hasta el abdomen y el tórax.

• Y hay 2 meridianos asimétricos que parten desde la región del perineo y suben por la parte central del cuerpo, uno en el frente y el otro en la parte posterior.

A lo largo de estos 14 meridianos la dígitopuntura ha localizado cerca de 360 puntos desde los cuales se regulan todos los órganos y sistemas corporales. Sin embargo, algunos de ellos pueden variar. Además hay puntos –serán localizados por el terapeuta– que en cada persona se ubican fuera de los meridianos. Y, por último, hay una teoría de la dígitopuntura que indica que en cada punto donde haya dolor es un lugar para aplicar dígitopuntura.

Sintéticamente, para tener en claro la función de los meridianos, podemos decir que a lo largo de cada meridiano o canal de energía Chi podemos trabajar para tratar las afecciones de los órganos que rige ese meridiano.

Para decirlo más sencillamente: imaginemos una cañería que conduce el agua desde una cisterna hasta la ducha para que podamos bañarnos. Pensemos en que en su recorrido ese caño sufre una avería (una pinchadura, una taponadura). La consecuencia será que, en el corto o en el largo plazo, comenzará a salir menos agua de la ducha. Si esto no es solucionado, el problema se agravará y tendremos que cambiar y arreglar esa cañería.

La función del meridiano es similar: si se tapa o si se pincha, perdemos energía y los órganos asociados pueden empezar a funcionar mal y enfermarse. Por esto decimos que la dígitopuntura sirve para curar y prevenir, pues se ocupa de reencauzar la energía y de prevenir para que no suframos pérdidas de Chi.

BENEFICIOS DE
la digitopuntura

Los beneficios de la dígitopuntura son muchos. Como la mayoría de las terapias alternativas –en especial las de origen oriental–, tiene como finalidad primaria prevenir las enfermedades.

Pero la dígitopuntura no se limita a corregir molestias y dolores solamente. Aplicada por un experto dígitopuntor puede vencer enfermedades con diversos síntomas.

Entre sus muchas ventajas, podemos mencionar:

• Aumenta la vitalidad.

• Aporta bienestar integral.

• Posee maniobras fáciles de practicar por cualquier persona.

• Es una técnica tan inofensiva que, aun mal aplicada, no provoca efectos negativos.

• Es muy efectiva para calmar el dolor corporal producido por las malas posturas y el esfuerzo diario.

• Puede eliminar dolores producidos por las várices y los problemas de presión arterial.

• En las mujeres, reduce considerablemente el malestar producido por los dolores menstruales.

• Es útil para restablecer la presión arterial.

• No requiere de sustancias, aparatos, químicos o tratamientos costosos.

• Junto a la eliminación de dolores y malestares, la dígitopuntura aumenta la energía corporal y reordena el funcionamiento de todos los sistemas de órganos.

• Actúa favorablemente en las alteraciones del sueño e insomnio.

• Reduce la ansiedad y el excesivo nerviosismo.

• Elimina toxinas.

• Restaura el sistema inmunológico.

• Fortalece los músculos, tendones, articulaciones y huesos.

• Ayuda a recuperar la concentración y la memoria.

• Permite recuperar lesiones más rápidamente gracias al aumento del aporte sanguíneo.

• Favorece la recuperación de todas las enfermedades de los miembros inferiores: esguinces, contracturas, miositis, artrosis, reuma y otros dolores.

• Aleja dolores digestivos, gástricos y nerviosos.

• Previene las enfermedades del sistema respiratorio: resfríos, anginas, tos, catarro, bronquitis, etcétera.

• La dígitopuntura brinda la chance de que cada individuo sea su propio terapeuta. Con un poco de práctica y conocimiento, cualquier persona puede estar al tanto de los principales puntos para tratarse.

• Además de prevenir enfermedades, aplicada por un digitopuntor de experiencia, permite alejar algunos síntomas crónicos o afecciones más severas como alteraciones respiratorias, digestivas, etcétera.

• No produce efectos secundarios.

Algunos cuidados:

Si bien es cierto que aplicar la dígitopuntura es sencillo y hasta uno mismo puede hacerlo, no debemos caer en el autodiagnóstico. Es decir, lo podemos hacer cuando estamos seguros de qué afección tenemos y qué puntos hay que trabajar. Por ello recomendamos, como siempre, efectuar una visita médica. Hay enfermedades sencillas que pueden complicarse si no las tratamos a tiempo.

Entonces, el consejo que dejamos es que se puede recurrir a la dígitopuntura, como parte de un tratamiento, para aliviar molestias comunes (dolores de cabeza, digestivos, etc.), luego de que estemos seguros de que no padecemos nada grave o mientras esperamos la visita o la llegada del médico.